# Dr. Hufeland's Hausapotheke

Eine wohlerprobte Auswahl
der
**besten Hausarzneimittel**

in lexikalisch-alphabetischer Form
unter Angabe ihrer Anwendung gegen
viele Krankheiten der Menschen.

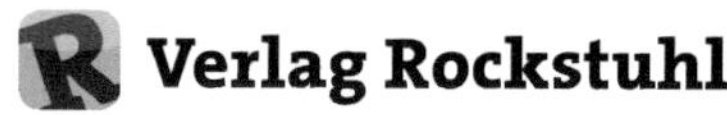

**Impressum**

*Umschlaggestaltung:* Harald Rockstuhl, Bad Langensalza

*Titelbild:* Hufeland um 1825. Sammlung: Dr. Klaus Pfeifer.

*Umschlagrückseite:* Gemälde von Karl-Heinz Vogeley:
„Christoph Wilhelm Hufeland“
(* 12. August 1762 in Langensalza; † 25. August 1836 in Berlin)
Sammlung Harald Rockstuhl

*Bisherige Auflagen:*
*1. Auflage um 1912 Ernst'sche Verlagsbuchhandlung, Leipzig.*
*Druck von J. Hoerling's Ww. (Herm. Böseler), Halberstadt.*

1. Reprintauflage 2013

**ISBN: 978-3-86777-503-8**

*Innenlayout:* Harald Rockstuhl, Bad Langensalza

*Druck und Bindearbeit:* Digital Print Group Oliver Schimek GmbH, Nürnberg/Mittelfranken

Gedruckt auf alterungsbeständigem Papier nach ISO 9706

*Die Deutsche Nationalbibliothek* verzeichnet diese Publikation in der Deutschen Nationalbibliografie. Detaillierte bibliografische Daten sind im Internet über *http://dnb.d-nb.de* abrufbar.

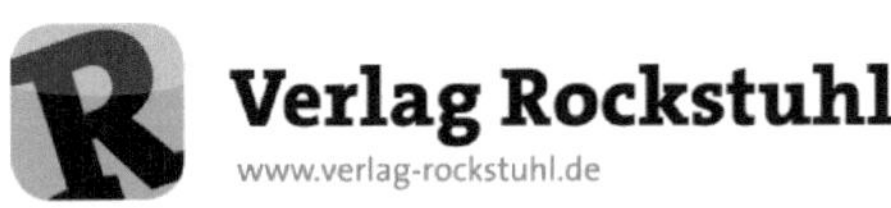


*Inhaber: Harald Rockstuhl*
*Mitglied des Börsenvereins des Deutschen Buchhandels e.V.*
*Lange Brüdergasse 12 in D-99947 Bad Langensalza/Thüringen*
*Telefon: 03603 / 81 22 46 Telefax: 03603 / 81 22 47*
*www.verlag-rockstuhl.de*

# Inhaltsverzeichnis

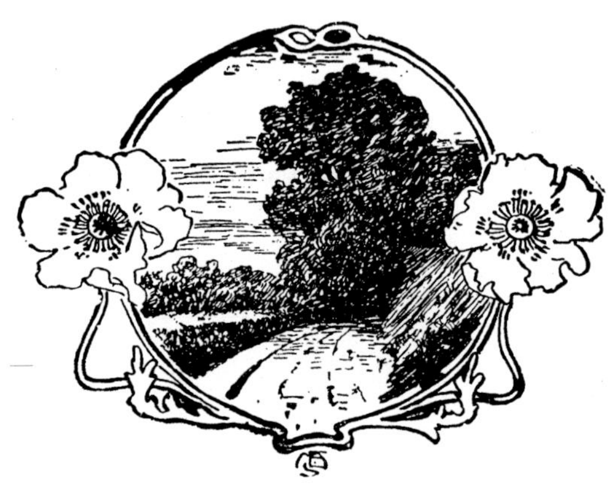

# Dr. Hufeland's Haus- und Reiseapotheke

Jedermann sollte heute eine Hausapotheke sein eigen nennen. Wie oft muß nicht der Landbewohner in der Stadt auf den Arzt und später in der Apotheke auf die Bereitung der Arzenei warten, wie viele Zeit geht nicht damit verloren, während daheim ein teures Familienglied vor Schmerzen jammert und laut nach Hilfe schreit! Und doch genügen oft schon die einfachsten Mittel, dem Uebel abzuhelfen, wenn sie nur zur Stelle wären. Es ist außerdem gar nicht immer notwendig, die für eine Hausapotheke notwendigen und passenden Mittel für teures Geld in der Apotheke zu erstehen. Da draußen im Garten, an den Hecken und Zäunen, an Rainen und Wegrändern, da wächst so manches scheinbare unnütze Kraut und Unkraut, in das jedoch eine weise Vorsehung viele verborgene und wunderbare Kräfte hineinlegte zu Nutzen und Frommen des Beherrschers der Natur. Warum sollten wir uns diese verborgenen Kräfte nicht dienstbar machen? Ist es Bequemlichkeit, ist es Unwissenheit, die so viele an diesen Gottesgaben der Natur so achtlos vorübergehen läßt? Ich glaube, es ist mehr das letztere. Darum komm, lieber Leser, und lerne! Wir geben in nachfolgendem ein Verzeichnis der notwendigsten Bestandteile einer Hausapotheke und derjenigen arzeneilichen Mittel, die sich jedermann fast ohne pekuniäre Opfer beschaffen kann.

*Abkürzungen:*
Gr. = Gramm,
W. = Wasser.

**Abführmittel** sind solche Mittel, die reizend auf den Darm wirken und imstande sind, Darmentleerungen zu bewirken. Es gibt deren eine ganze Reihe, scharfe, erschlaffende und kühlende. Für die Hausapotheke sind zu empfehlen: Kurellasches Brustpulver, 3 x täglich 1 Eßlöffel voll für Erwachsene, eine Messerspitze voll für Kinder, – Rizinusöl, alle zwei Stunden einen Eßlöffel voll (Kinder die Hälfte), bis Wirkung erfolgt, – Karlsbader Salz oder gebrannte Magnesia, 1–2 Teelöffel voll in einem Glase lauwarmem Wasser gelöst, morgens nüchtern zu nehmen, – St. Germaintee, 2 gestrichene Kaffeelöffel voll auf 120 Gr. W., abends vor dem Schlafengehen zu trinken, die Wirkung stellt sich dann am nächsten Morgen ein, – Sennesblättertee, 5–15 Gr. auf 200 Gr. W., zweistündlich 2 Eßlöffel voll zu nehmen, bis Wirkung erfolgt.

**Alantwurzel**. Der Alant (Inula Helenium) ist auf Waldwiesen, an Gräben und Flußufern nicht selten anzutreffen. Die Wurzel hat im frischen Zustande einen kampferartigen, in getrocknetem Zustande einen veilchenartigen Geruch und besitzt einen eigentümlichen Harzstoff. Die Alantwurzel wirkt besonders schleimabsondernd und findet deshalb besonders Anwendung bei Verschleimungen der Atmungsorgane, außerdem auch bei Gicht, Gelbsucht und Bleichsucht und äußerlich gegen Hautausschläge. Anwendung: 0,5–1 Gr. pulverisierte Wurzel, täglich 3x, – 8–16 Gr. Pulver werden in 180 Gr. heißem W. aufgelöst, von der Lösung zweistündlich 1 Eßlöffel voll zu nehmen. – Zu Alanttee nimmt man 30 Gr. Wurzel und 12 Gr. Süßhornwurzel, läßt dieses 3 Stunden lang in 1 Liter kochendem Wasser ziehen und trinkt hiervon täglich einige Tassen bei Engbrüstigkeit und hartnäckigem Husten. Aeußerlich wird dieser Tee zum Waschen der Haut bei Krätze pp. gebraucht. Alant-Magentinktur: Nimm je 30 Gr. Alantwurzel, Sennesblätter, Süßholz, Quajaholz, Anis- und Koriandersamen, 120 Gr. entkernte und zerstoßene große Rosinen, übergieße alles mit 750 Gr. gutem Kornbranntwein, lasse die Flüssigkeit 4 Tage ziehen und seihe sie dann ab. Von dieser Tinktur nimmt man morgens und abends 60 Gr. bei Kolik, Gelbsucht und langwierigen Hautausschlägen.

**Alaun**, schwefelsaure Tonerde wirkt zusammenziehend und beschränkt die Schleimabsonderung. Man wendet ihn äußerlich an gegen Blutungen bei Wunden und Geschwüren, gegen Eiterung, in gebranntem Zustande gegen schwammige Auswüchse und Brand, als Lösung (0,10 : 30) bei Nasenbluten und Augenentzündungen, (1 : 100) bei Mundausspülungen und Einspritzungen in die Harnröhre und in die Scheide. Innerlich nimmt man Alaun in Dosen von 0,10–0,50 Gr. bei Magen- und Darmerkrankungen.

**Alaunmolke** wird in der Weise hergestellt, daß man ½ Liter Kuhmilch in einem ehernen Gefäß aufkocht und derselben 4 Gr. gestoßenen Alaun zusetzt. Die durch Filtration geschiedenen Molken werden tassenweise getrunken, so daß täglich ½–1 Liter verbraucht werden. Dies Getränk ist besonders für solche Kranke empfehlenswert, welche an Bluthusten oder an chronischem Durchfall leiden.

**Aloe** ist eine allgemeine Topfpflanze. Die fleischigen Blätter derselben, der Länge nach durchschnitten und aufgelegt, wirken vorzüglich bei Verwundungen, Entzündungen, Eiterungen und besonders heilend und hautbildend bei Verbrennungen. Der ausgepreßte Saft hat einen unangenehmen widerlichen Geruch und einen scharfen bitteren Geschmack. Er gehört zu den scharfen, drastischen Abführmitteln. Läßt man den Saft der Aloe verdunsten, so gewinnt man die trockene Aloe. Löst man von derselben eine Messerspitze voll in einem Glase heißen Wassers, so erhält man ein vorzügliches Augenwasser zur Anwendung bei trüben, rotunterlaufenen, triefenden und eiternden Augen.

**Altee, weiße Pappel, Sammetpappel, Eibisch** ist eine nicht unbekannte Gartenheilpflanze. Die Bestandteile dieser Pflanze, vorzüglich die Wurzeln, wirken einhüllend, besänftigend, erweichend und zerteilend und finden Anwendung, als Tee zubereitet, bei Husten, Heiserkeit, Katarrhen, auch äußerlich bei Entzündungen und chronischen Hautkrankheiten. Den Tee, welcher tassenweise getrunken wird, erhält man durch Aufguß von 1 Liter Wasser auf 8–12 Gr. getrocknete und zerschnittene Pflanzenteile und durch Einkochen dieser Flüssigkeit bis auf ¾ Liter. Die sogenannten Eibischzeltel, welche gerne gegen Husten genommen werden, bereitet man aus 50 Teilen Alteewurzel, 500 Teilen Raffinade und 5 Teilen Pomeranzenblütenwasser und dem nötigen Wasser. Auch zur Bereitung des allgemein bekannten Brusttees findet die Eibischwurzel Verwendung.

**Ameisenspiritus** bereitet man in folgender Weise: Eine Flasche wird mit Zucker ausgestäubt und in einen Ameisenhaufen versenkt. Nach kurzer Zeit hat sich die Flasche mit Ameisen gefüllt, worauf man die letzteren mit Kornbranntwein oder Sprit (2 Ko. auf 2 Ko.

Ameisen) übergießt und die Flasche einige Tage in die Sonne stellt. Der so bereitete Ameisenspiritus ist als Einreibungsmittel beliebt bei Gicht, Rheumatismus, Lähmungen, Quetschungen und wirkt belebend und kräftigend auf Haut und Nerven.

**Andorn** gehört zu den Lippenblütlern, wächst auf unbebauten Stellen, auf Schutthaufen, auf Brachäckern, an Triften und Wegen und blüht vom Juni bis September. Die Blüten werden stark von den Bienen beflogen. Der Andorn ist auch unter den Namen Mariennessel, Berghopfen, Gotteshilfe, weißer Dorant bekannt. Die Pflanze enthält neben einem die Verdauung befördernden Bitterstoff noch verschiedene Salze, die auflösend wirken und besonders anregend den Blutumlauf beeinflussen. Die Pflanze findet deshalb Verwendung bei Brustverschleimung, bei Stockungen im Unterleibe, bei Blutstauungen, Anschwellungen der Leber und bei Hämorrhoiden. Man bedient sich entweder des ausgepreßten Saftes von der frischen und ganzen Pflanze (30 Gr., versüßt mit Honig, für einen Tag in 3 oder 4 Dosen) oder des Tees (30 Gr. getrocknete Blätter auf ½ Liter Wasser), den man tassenweise trinkt. Der frische Saft, mit gleichen Teilen Olivenöl vermischt, wirkt auch, in die Ohren geträufelt, schmerzlindernd und besänftigend bei Ohrenentzündungen.

**Angelikawurzel** oder **Engelwurzel,** auch Brustwurzel oder Luftwurzel genannt, wächst wild auf Wiesen und an Waldrändern, ist aber in manchen Gegenden sehr selten, weshalb sie ihres Heilwertes wegen direkt in Gärten angebaut wird. Die Angelikawurzel wirkt stärkend und erregend auf die Blutgefäße, die Nerven, den Magen und den Darm, schleimlösend und besonders Blähungen stillend. Man nimmt die Angelikawurzel im Aufguß von 10 Gr. auf 150 Gr. W. oder in Pulverform, täglich 2–3x 1 Messerspitze voll.

**Anis** ist allgemein bekannt. Der Same ist sehr ölreich und gewürzig. Er ist ein recht gut wirkendes Mittel bei geschwächter Verdauung. Ein Eßlöffel voll in einer Tasse Milch gekocht und warm getrunken stillt Blähungen, Kolik, Magenkrämpfe. In gleicher Weise wirkt das in allen Drogenhandlungen erhältliche Anisöl, von welchem man 4–5 Tropfen auf ein Stück Zucker nimmt.

**Arnikatinktur** ist ein Auszug aus der Wurzel und den Blüten der Arnika, den man durch Uebergießen mit Weingeist oder Spiritus gewinnt. Arnikatinktur ist auch fertig in jeder Apotheke zu haben; sie wirkt schnell heilend und verhindert Entzündungen. Man wendet diese Tinktur bei Wunden und Quetschungen an und benutzt sie zu Einreibungen oder in vierfacher Verdünnung zu Umschlägen.

**Aether** ist ein chemisches Produkt aus dem Weingeist. Er wirkt infolge seines außerordentlich scharfen Geruches erfrischend und belebend und ist daher ein sehr beliebtes und gut wirkendes Mittel bei Schwächezuständen und Ohnmachten. Man wendet ihn in genannten Fällen als Riechmittel an oder reibt mit ihm Stirn und Schläfen ein.

**Augentrost** wächst überall auf Wiesen, Triften, Heiden und trockenen Aeckern. Die Wirkung desselben ist lindernd, stärkend und zusammenziehend. Mit dem Augentrosttee (20 Gr. auf 100 Gr. W.) wäscht man entzündete Augen täglich 2–3x aus, oder man befeuchtet Leinwandstreifen damit und legt diese des Nachts auf die Augen. Zu gleicher Zeit nimmt man innerlich täglich einen gehäuften Teelöffel voll des gepulverten Krautes in Wasser oder Milch.

**Bad,** *kaltes*, ist schwachen Personen sehr zuträglich, indem es dem Leibe und der Seele Stärke und Munterkeit verleiht. Bleichsucht, Hypochondrie, Entkräftung, Pollutionen, englische Krankheit; das sind die Leiden, in welchen man es mit großem Nutzen gebrauchen kann.

*Bad, warmes,* ist zuträglich bei Verstopfungen in den Eingeweiden, bei Schmerzen der Glieder; ferner bei langwierigen Durchfällen, sowie bei Hautausschlägen. – Ein lauwarmes Bad ist anzuwenden bei Flechten, Gelbsucht, Kolik, Kopfweh, Krämpfen, Krätze, Gliederschmerzen, Lähmung, Leibesverstopfung, schmerzhaftem Urinlassen, Steinbeschwerden, Verstopfung der Eingeweide, Zuckungen.

*Bad, Eisenbad*. 50–200 Gr. reinen Eisenvitriol als Zusatz bei Bleichsucht, alten Unterleibsentzündungsresten.

*Bad, aromatisches*. Ein Aufguß von Kamillenblüten, Kalmuswurzel und aromatischer Teespezies zu 250–500 Gr. als Zusatz bei Lähmungen, Hysterie, Schwäche.

*Bad, Kiefernadel-.* 250–500 Gr. Extrakt der Fichten oder Kiefernadel als Zusatz bei Rheumatismus, Nervenkrankheiten, Lähmungen.

*Bad, Kleien–.* Eine Abkochung von 1–2 Kilogramm Weizenkleie dem Bade zugesetzt, bei Hautkrankheiten, Rheumatismus.

*Bad, Kochsalz* oder *Seesalz.* 2–3 Kilogramm zum Bad.

*Bad, Malz-.* 2–3 Kilogramm Gerstenmalz, vorher gekocht und durchgeseiht, als Zusatz bei Schwächezuständen, besonders bei Kindern.

*Bad, Mutterlaugen-.* 1–2 Kilogramm der Mutterlauge von Kreuznach, Kösen, Wittekind, dem noch ½–1 Kilogramm Kochsalz hinzugesetzt ist, zum Bade bei Rheumatismus, Lähmungen und Knochenweiche.

*Bad, Schwefel-.* Schwefelleber 60–120 Gr. zum Bad bei Blei- und Quecksilbervergiftungen, Rheumatismus.

**Baldrian** ist eine unserer vorzüglichsten Heilpflanzen und findet sich überall auf Wiesen und an sumpfigen Waldrändern. Man benutzt jedoch von derselben nur die Wurzel. Bekannt ist dieselbe auch unter dem Namen Magdalenenwurzel oder Theriakwurzel. Die heilenden Bestandteile dieser Wurzel sind ätherische Oele und Harze. Die Baldrianwurzel wirkt krampfstillend und befördert die Schweißabsonderung, aber unübertroffen ist sie in ihrer nervenstärkenden Wirkung. Aus dem Grunde ist auch ihre Anwendung in allen denjenigen Fällen angezeigt, wo das Nervensystem geschwächt ist und einer Kräftigung bedarf, bei Krämpfen, Fallsucht, Geistesschwäche, nervösen Magen- und Herzleiden, Ischias, Migräne, Schwindel, Hypochonderie und Hysterie. Die Anwendung der Baldrianwurzel ist sehr vielgestaltig; wir nennen: Baldrianpulver, innerlich und täglich 3 bis 4x 1–2 Gr., – Baldrianextrakt, täglich 3x1 Gr., – Baldriantinktur, 3x täglich 25–30 Tropfen, – Baldrianöl, 3x3 Tropfen täglich, bei Epilepsie das doppelte Quantum. – Baldriantee, 10–15 Gr. Baldrian auf 150–200 Gr. W., innerlich täglich die angegebene Menge und äußerlich als Klistier.

Als vorzügliches Nervenstärkungsmittel sei folgendes erwähnt: Baldrianwurzel, Pfefferminze, Nelkenwurz und Pomeranzenblätter, je zu 24 Gr. werden zerschnitten und gut vermengt. Auf 1 Eßlöffel voll dieser Mischung gießt man 1 Tasse kochendes Wasser, deckt die Flüssigkeit gut zu und läßt sie 12 Stunden stehen. Von diesem so zubereiteten Tee trinke man längere Zeit morgens und abends 1–2 Tassen.

**Bärentraube** ist ein heideartiges Gewächs und findet sich vorzugsweise in den größeren Heiden und sandigen Wäldern des nördlichen Europas. Die Blätter sind reich an Gerbsäure, Harzen und apfelsauren Salzen und haben zusammenziehende Wirkung. Sie finden daher Verwendung bei veralteten und erschlaffenden Durchfällen, bei Erkrankungen der Nieren und der Harnorgane, wenn es in diesen zu gesteigerter Schleimabsonderung und Eiterung gekommen ist. Die Bärentraubenblätter werden in einer Abkochung von 15–25 Gr. auf 200 Gr. W. angewandt. Bei Erkrankungen der Harnorgane mit Schleimflüssen ist der Gebrauch des Mittels längere Zeit fortzusetzen.

**Bärlappsamen**, Streupulver, auch Hexenmehl genannt, wird vielfach äußerlich als aufsaugendes, schmerzlinderndes und die Heilung beförderndes Mittel bei Wundsein der Kinder oder beim Nässen einzelner Hautstellen angewandt, wobei jedoch zu bemerken ist, daß die Wundstellen vorher mit lauwarmer Milch oder lauwarmem Kamillentee abgewaschen und dann abgetrocknet werden müssen.

**Baumöl** wirkt erweichend, erschlaffend, einhüllend, schmerz- und krampfstillend. Man verabreicht es innerlich zu ½–1 Eßlöffel voll, für sich allein oder mit Eidotter und Zucker vermischt bei Magenschmerzen, Verstopfungen, Leibschmerzen, Würmern, Keuchhusten, Kolik, Durchfall und bei Vergiftungen mit Arsenik, Blei oder Grünspan. Bei Stuhlverstopfungen wendet man es auch mit Milch und Wasser verdünnt als Klistier an. Weiter benutzt man es äußerlich zum Einreiben bei Krämpfen, Insektenstichen und bei Verbrennungen durch Brennesseln. Bei Leberflecken ist folgende Salbe beliebt: 50 Gr. Baumöl, 30 Gr. zerstoßenes Wein- steinsalz und 1 Eidotter.

**Bittererde.** Man unterscheidet kohlensaure und schwefelsaure Bittererde. Die erstere verabfolgt man in Pulverform und zwar in Dosen von ½–2 Gr., entweder für sich allein oder mit Zucker, mit Baldrianwurzel oder gepulvertem Rharbarber gemischt, gegen Säurebildung. Schwefelsaure Bittererde wird zu 1–3 Gr. in Pulverform, gewöhnlich mit etwas kohlensaurem Natron gemischt, oder in Lösungen (25 : 100) mit einem geschmackverbessernden Zusatz von Sirup oder Zitronensäure zur Beförderung der Verdauung verabreicht. In größeren Gaben, zu 10–15 Gr. wirkt die schwefelsaure Bittererde abführend. Ferner wendet man gegen Säurebildung und Stuhlverstopfung auch gebrannte Bittererde an: ½–1½ Gr. Bittererde mit der gleichen Menge Rharbarberpulver, morgens und abends eine Metzerspitze voll zu nehmen.

**Bittersalz,** schwefelsaure Magnesia, ist ein beliebtes und zu empfehlendes Abführmittel. Es greift die Schleimhäute nicht an und kann ohne Bedenken längere Zeit hindurch gebraucht werden. Als Reizmittel bei Verdauungsfehlern genügt eine tägliche Gabe von 1–2 Gr., als Abführmittel mit beabsichtigter schneller Wirkung ist eine Dosis von 25–40 Gr. erforderlich. Als tägliches Hilfsmittel zur Regelung der Leibesöffnung empfiehlt es sich, 75 Gr. Bittersalz in 150 Gr. W. zu lösen, 10 Gr. verdünnte Schwefelsäure zuzusetzen und von dieser Lösung morgens und abends einen oder zwei Eßlöffel voll zu nehmen.

**Bittersüß.** Die gebräuchlichen Teile sind die Stengel, in denen als wirksamer Bestandteil das Solanin enthalten ist, derselbe Stoff, der sich auch in dem Nachtschatten und in der Kartoffel vorfindet und narkotische Wirkung zeigt. Die Bittersüßstengel wirken in kleinen Gaben schleimlösend und -absondernd, in größeren Gaben betäubend. Die Anwendung findet statt bei Skrofeln, Lustseuche, Hautausschlägen, Gicht, chronischen Katarrhen der Luftwege, Lungenerweiterung und bei chronischem Rheumatismus. Die Verabreichung geschieht gewöhnlich in Abkochungen (15–25 Gr. auf 200 Gr. W.) oder als Extrakt (täglich 4–6 Gr.) in Auflösung oder in Pillenform.

**Blähungtreibende Mittel,** als, bezeichnet man alle diejenigen Mittel, welche bei innerlichem Gebrauche baldigst einen Abgang der im Darme angesammelten Gase in Form von abgehenden Winden bewirken. Es gehören hierzu alle sogenannten aromatischen Kräuter und Pflanzen, von welchen man gewöhnlich in Form von Tee Gebrauch macht, als Kamillen-, Pfefferminz-, Melissen- und Pomeranzenblütentee. Noch für wirksamer hält man die aromatischen Samen und Früchte, als Anis, Fenchel und Kümmel, welche man in Form von Tee, Likör und Suppen anwendet. Die genannten Pflanzenteile dienen auch zur Herstellung des blähungtreibenden Wassers, dessen Herstellung folgende ist: 100 Gr. echte Kamillenblüten, je 30 Gr. Pomeranzen- und Zitronenschalen, Krauseminzblätter, Fenchel, Koriander und Kümmel werden in 4 Liter Wasser aufgeweicht, von welchem man nach 24 Stunden 2 Liter abzieht. Von diesem abgezogenen Wasser nimmt man alle 10 Minuten ½–1 Eßlöffel voll, bis die Wirkung erfolgt.

**Blasenpflaster** und **hautrötende Mittel.** Der Zweck dieser Mittel ist der, an einer ganz gesunden Hautstelle eine örtliche Reizung und Entzündung hervorzurufen, um dadurch die Blutzufuhr zu einem erkrankten und edleren Teile zu vermindern oder überschüssiges Blut von demselben abzuleiten. Die frühere Zeit hatte eine ganze Menge und zum Teil scharfer Ableitungsmittel, z. B. den Aderlaß, die Blutegel, das Haarseil, das Erbsenfontanell, das Glüheisen, Schröpfköpfe u. a. Die neuere Medizin hat die genannten Mittel zum größten Teile über Bord geworfen und bedient sich zum Zwecke der Ableitung meist nur der Klistiere, der Blasenpflaster und hautrötenden Mittel. Das gewöhnlichste und bekannteste Blasenpflaster ist das

*Spanische Fliegenpflaster*. Die Bereitung ist folgende: 40 Gr. gelbes Bienenwachs werden in 10 Gr. Olivenöl über gelindem Feuer geschmolzen, dann mischt man die Flüssigkeit mit 10 Gr. Terpentin und setzt nach dem Erkalten 20 Gr. pulverisierte spanische Fliege (Kantharidenpulver) hinzu. Das Pflaster ist übrigens in jeder Apotheke fertig zu haben. Man streicht dasselbe in Messerrückendicke auf Leinwand, Leder oder Heftpflaster und legt es auf. Bei Kindern genügt ein Pflaster von der Größe eines Zweimarkstückes, bei Erwachsenen kann man es bis zu Handtellergröße ausdehnen. Ist nur eine Hautrötung beabsichtigt, so muß das Pflaster nach 3–4 Stunden entfernt werden, soll es aber Blasen ziehen, so läßt man es 8–10 Stunden liegen. Wünscht man sogar eine Eiterung herbeizuführen, so löst man nach stattgefundener Blasenbildung die Blasen mit einem Messer, besser mit einer Schere ab und legt auf die Wunde eine reizende Salbe, eine Königssalbe oder eine Kantharidensalbe. Bemerkt sei noch, daß die Pflaster schneller und kräftiger wirken, wenn die ausersehene Hautstelle vorher mit warmem Essig abgerieben wird. Ein weiteres blasenziehendes Mittel ist die

*Seidelbastrinde.* Von dem Seidelbast sucht man die schönsten und breitesten Stücke der Rinde aus, und da man sie nicht immer frisch haben kann, so weicht man sie zweckmäßig vorher in Wasser ein und legt sie dann in einer Länge von 3–5 cm und in einer Breite von 1½–2 cm mit der innern Seite gewöhnlich auf den Oberarm unterhalb des Deltamuskels und befestigt sie mit einer Binde. Anfänglich wird die Rinde jeden Tag morgens und abends gewechselt. Nach Verlauf von 36–48 Stunden entstehen Jucken, Brennen, Röte, zuweilen auch kleine Pusteln, die Oberhaut löst sich allmählich ab, und es stellt sich eine reichliche Absonderung ein. Jetzt genügt es, wenn die Rinde alle zwei Tage einmal erneuert wird. Bei starker und sehr schmerzhafter Entzündung legt man frische Weißkohlblätter oder Weintraubenpomade auf. Zu empfehlen ist es auch wohl, um die Eiterung nicht zu tief gehen zu lassen, die Lage der Rinde ab und zu etwas zu verändern. Außerdem sei erwähnt das

*Janinische Pflaster* oder *immerwährendes Blasenpflaster.* 30 Gr. Terpentin und die gleiche Menge Mastixpulver werden über gelindem Feuer flüssig gemacht und mit 10 Gr. spanischem Fliegenpulver und 5 Gr. Euphorbiumpulver vermischt. Bei gutem Geraten muß das Pflaster harzig, spröde, auf dem Bruche grauweiß und mit grünlich glänzenden Punkten versehen sein. Es wirkt langsamer, aber anhaltender als das gewöhnliche Blasenpflaster und kann deshalb bei chronischen Affektionen statt der Seidelbastrinde benutzt werden. Eins der beliebtesten und bekanntesten hautrötenden und auch blasenziehenden Mitteln ist der

*Senfteig, Senfumschlag,* das *Senfpflaster, Sinapismus.* Die Bereitung desselben ist verschiedenartig. So kann man gleiche Teile gepulverten Senfsamen, Sauerteig und Weinessig nehmen, oder man bildet einen Teig aus 50 Gr. Sauerteig, 25 Gr. gepulvertem Senf und so viel Essig, als nötig ist, um daraus eine breiartige Masse zu bilden. Auch kann man aus dem gemahlenen Senf und aus Wasser allein einen Teig herstellen, man kann weiter den Senfteig auch noch verstärken durch einen Zusatz von Kochsalz, Salmiak, Knoblauch, Meerzwiebelessig, geriebenem Meerrettich pp. Die breiartige Masse wird erwärmt, 5–8 Millimeter dick auf Leinewand gestrichen und in ungefährer Größe eines Handtellers auf die Haut gelegt, wo man es so lange liegen läßt, bis die Hautstelle brennt und gerötet ist. Dann nimmt man das Pflaster ab und reinigt die Hautstelle von dem noch festklebenden Senfteig mit lauer Milch. Am zweckmäßigsten ist es, nur das Senfmehl vorrätig zu halten und das Pflaster unmittelbar vor dem Gebrauche anzufertigen. Die Stellen, wo man die Senfteige appliziert, sind verschieden. Gerne legt man sie auf die inneren Wadenflächen und auf die Fußsohlen, andernfalls bringt man sie dem leidenden Teile so nahe als möglich und legt sie bei Eingenommenheit des Kopfes im Nacken, bei der Bräune und beim Croup am Halse an. Endlich erwähnen wir noch den

*Meerrettich* als ein gutes hautrötendes Mittel. Man legt ihn frisch geschabt in die Nähe der leidenden Teile und läßt ihn so lange liegen, bis Entzündung und heftige Schmerzen entstehen. Er wirkt noch schärfer als der Senf, weshalb man ihn auch den Senfteigen zusetzt, um deren Wirksamkeit zu erhöhen.

**Blutstillende Mittel.** Jedermann weiß, daß starke Blutungen manchmal direkt gefährlich werden können, und daß es zuweilen unbedingt notwendig ist, für Stillung des Blutes Sorge zu tragen. Zum Glück haben wir Mittel, die imstande sind, auch die stärksten Blutungen im Augenblick zum Stillstand zu bringen. Es sollten deshalb auch solche in keiner Hausapotheke fehlen, um gegebenen Falls sofort helfend einspringen zu können. Für äußere Blutungen kommen vorzugsweise Eisenchlorid und Tanninpulver in

Betracht. Letzteres wird direkt auf die Wunde gestreut. Mit dem ersteren tränkt man Watte und drückt diese an die blutende Wunde. Oberflächliche Blutungen werden auch durch Aetzen mit dem Höllensteinstift gestillt, infolgedessen sich sofort auf der Wunde ein leichter Schorf bildet, der das Blut zurückhält. Bei inneren Blutungen sind Alaunlösung, Alaunmolke und salzsaures Eisenliquor (5–6 Tropfen in 1 Eßlöffel voll Zuckerwasser) angezeigt.

**Borax** wird in einer Auflösung von 2 Gr. in 30 Gr. Rosenwasser gegen Sommersprossen und unreinen Teint angewandt, der Erfolg ist allerdings sehr zweifelhafter Natur; dagegen ist genanntes Mittel unbestritten von vorzüglicher Wirkung als Pinselsaft bei Mundgeschwüren, Rachenkatarrh und Schwämmchen der kleinen Kinder. Pinselsaft = 5 Gr. Borax in 30 Gr. Rosenhonig oder statt des letzteren Maulbeersaft. Bei hartnäckigen Kopfausschlägen leistet folgende Einreibung gute Dienste: 5 Gr. Borax und 5 Gr. roher Alaun in 50 Gr. Glycerin.

**Borsäure** ist ein vorzügliches, mildes, antiseptisches und heilendes Mittel, ausgezeichnet bei Augenentzündungen und wunden Brüsten. Die Borsäure findet Verwendung zur Herstellung von Borsalbe, Borglycerin und Borvaseline. Alle genannten Mittel sind von gleich guter Eigenschaft, beruhigen den Schmerz, kühlen und heilen schnell und sicher.

**Brandsalben.** a. für Brandwunden ohne Blasenbildung: 5 Gr. Kampfer und 5 Gr. Tannin werden in 40 Gr. Aether gelöst. Man tränkt Watte mit dieser Flüssigkeit und verbindet damit das verbrannte Glied. Nach 3 Stunden muß der Verband erneuert werden. b. für Brandblasen: Man mischt 8 Gr. gestoßenen weißen Alaun, 50 Gr. Baum- oder Leinöl und das Weiße von 2 Eiern. Die Brandblasen werden geöffnet und täglich dreimal mit dieser Salbe verbunden.

**Branntwein,** reiner Kornbranntwein, Franzbranntwein als Medizin ist angezeigt bei hochgradiger Auskältung des Körpers oder nach dem Genuß fetter und schwerverdaulicher Speisen, ferner als Einreibungsmittel gegen das Durchliegen. Bei Nervenschwäche sind Körperwaschungen mit Franzbranntwein als Kräftigungsmittel von großem Nutzen.

**Brausepulver** besteht aus 4 Teilen doppeltkohlensaurem Natron und 3 Teilen Weinsteinsäure. Beide Teile werden in den deutschen Apotheken einzeln verabfolgt. Zur Anwendung füllt man ein Glas nur bis zur Hälfte mit Zuckerwasser, tut die Weinsteinsäure hinein, und nachdem sich diese vollständig aufgelöst hat, schüttet man unter beständigem Umrühren das doppeltkohlensaure Natron zu. Die Lösung soll während des Brausens getrunken werden. Brausepulver leistet gute Dienste bei Uebelkeit, Erbrechen, schlechter Verdauung, Blähungen, Kolik und Magenkrampf.

**Brechmittel** gibt es eine ganze Anzahl, die teils mehr oder minder gefährlich in der Hand des Laien sind und sich deshalb für eine Hausapotheke nicht eignen. Wir können für die letztere nur zwei Brechmittel gut heißen, eins für besonders dringliche Fälle, die Brechwurzel, und eins für weniger dringliche Fälle, Salatöl. Die Brechwurzel wird in Pulverform (1–2 Gr.) oder in Form einer Aufkochung gegeben (4 Gr. Brechwurzel auf 60 Gr. W.). Salatöl wird aufgewärmt und in Dosen von 1 Eßlöffel voll verabreicht in viertelstündigen Pausen bis Wirkung erfolgt.

**Breiumschlag,** erweichender, wird hergestellt aus 500 Gr. Leinsamenmehl oder Hafergrütze unter Zusatz von je 250 Gr. Altee, Malvenblättern und Melilotenkraut. Der Brei wird bis zu zwei Finger dick auf Leinewand gestrichen, noch einmal mit einem Leinentuch umhüllt und so heiß, als irgend nur der Patient vertragen kann, aufgelegt. Den Brei direkt auf die Wunde zu legen, ist nicht zu empfehlen. Der erweichende Breiumschlag ist von guter Wirkung bei noch nicht offenen Abscessen und Furunkeln.

**Brennessel.** Der Tee von den frisch getrockneten Blättern, noch besser Abkochungen von den gedörrten und zerschnittenen Wurzeln der großen Brennessel löst die Verschleimungen in den Luftwegen und reinigt den Magen von veralteten Stoffen, die hauptsächlich durch den Harn abgeführt werden. Eine Abkochung von Brennesselblättern gilt auch als vorzügliches Haarerhaltungsmittel, wenn der Kopf jeden Abend vor dem Schlafengehen mit einer solchen gewaschen wird.

**Brunnenkresse** wird im Garten angebaut und viel als Salat genossen. Sie wirkt blutreinigend und magenstärkend und wird deshalb vielfach als Heilmittel bei Frühjahrskuren in Gebrauch gezogen. Der frisch ausgepreßte Saft der Brunnenkresse von scharfem, bitterem, rettichartigem Geschmack ist ein vorzügliches Mittel gegen Skorbut.

**Brusttee.** Ein guter Brusttee ist folgender: 40 Gr. isländisches Moos, 20 Gr. Bittersüßstengel, je 15 Gr. bittere Kreuzblumenwurzel und Süßholzwurzel, je 10 Gr. Schafgarbenkraut, Gundermann, Huflattig, Veilchenwurzel und Fenchelsamen. Ein Eßlöffel voll wird mit 200 Gr. W. übergossen, ¼ Stunde gekocht, abgeseiht und versüßt. Der Brusttee ist bei allen katarrhalischen Affektionen der Luftwege zu empfehlen.

**Chinarinde** gibt es in verschiedenen Sorten, doch sind es deren nur drei, welche in Anwendung kommen, und zwar die gelbe, die Königs- und die rote Chinarinde. Die wirksamsten Bestandteile dieses Heilmittels sind Chinin und Gerbsäure, die Wirkung dieser ist kräftigend und zusammenziehend, appetitanregend, den Stoffwechsel und das Blut verbessernd, die körperliche und geistige Arbeitsfähigkeit günstig beeinflussend und erhöhend, überhaupt sehr mannigfaltig. Die Chinarinde ist ein vorzügliches Heilmittel bei Wechselfieber, Nervenleiden aller Art und ein gutes Kräftigungsmittel bei Rekonvaleszenten. Man nimmt die Chinarinde entweder im wässrigen oder weinigen Aufguß. 40 Gr. zerstoßene Chinarinde werden mit ½ Liter Wasser oder Weißwein übergossen. Nach 24 Stunden wird die Flüssigkeit abgegossen, und nimmt man von derselben täglich 4 x 1 Eßlöffel voll.

**Chloralhydrat** ist ein in jüngster Zeit sehr beliebt gewordenes Heilmittel von beständiger, schlaferzeugender und nervenberuhigender Wirkung. In einer Gabe von 3–4 Gr. in Wasser und Pomeranzensirup genommen, tritt nach Verlauf von ¼–½ Stunde ein ruhiger, mehrstündiger und erquickender Schlaf ein, aus welchem der Kranke ohne irgend welche nachteiligen Wirkungen erwacht. 6 Gr. Chloralhydrat auf 150 Gr. Salepabkochung und mit 30 Gr. Himbeersirup vermischt, von welcher Flüssigkeit abends 1–2 Eßlöffel voll genommen werden, leistet gute Dienste bei gewohnheitsmäßiger Schlaflosigkeit und Reizhusten der Kinder. In größeren Mengen und längere Zeit hindurch genommen, kann aber das Chloralhydrat Schädigungen des Nervensystems zur Folge haben, weshalb wir vor einem gewohnheitsmäßigen Gebrauch dieses sonst so vorzüglichen Mittels doch ausdrücklichst warnen möchten.

**Chloroform** ist allgemein als ein Betäubungsmittel bei vorzunehmenden, größeren und stark schmerzhaften Operationen bekannt. Daß das Mittel zu solchem Zwecke nicht dem Laien in die Hand gegeben werden darf, ist selbstverständlich, und doch möchten wir auch dem Chloroform ein Plätzchen in der Hausapotheke einräumen, denn es ist, äußerlich angewandt, ein vorzügliches krampf- und schmerzstillendes Mittel. Man vermischt es zu gleichen Teilen mit fettem Bilsenkrautöl, mit Olivenöl oder mit Opodeldok und benutzt diese Mischung als Einreibung bei Zahnschmerzen, Ohrenreißen, Rheumatismus, Verstauchungen u. s. w.

**Choleratropfen,** echte russische, sollten in keiner Hausapotheke fehlen. Dieselben bestehen aus 8 Gr. ätherischer Baldriantinktur, 4 Gr. Brechwurzelwein, 1½ Gr. Opiumtinktur und einigen Tropfen Pfefferminzöl. Man nimmt von denselben alle 2 Stunden 15–25 Tropfen bei starken Durchfällen und allen choleraartigen Erkrankungen.

**Coldcream** ist eine lindernde und erweichende Salbe, welche aus 10 Teilen weißem Wachs, 20 Teilen Walrat, 20 Teilen Rosenwasser, 80 Teilen süßem Mandelöl und 2 Teilen Benzoetinktur besteht. Das Coldcream ist ein gutes Schutz- und Heilmittel gegen Sprödewerden der Haut, gegen aufgesprungene Lippen und Hände.

**Desinfektionsmittel** ist die Bezeichnung für diejenigen Mittel, welche ihre Wirkung dahin äußern, daß sie Krankheitskeime in ihrer Entwicklung hemmen und entwickelte Keime zerstören oder unschädlich machen.

Bei Operationen und Einführungen in Wunden, bei Geburtshilfen pp. sind Arme und Hände sowie alle zur Verwendung kommenden Instrumente vor dem Gebrauch zu desinfizieren, um die Uebertragung etwaiger Krankheitskeime zu verhüten. Wir empfehlen für diesen Zweck Karbolsäure in 4–5 prozentiger Lösung oder Lysol, 5 Gr. Lysol auf 500 Gr. W.

Bei Besuchen oder beim Umgange mit ansteckenden Kranken sucht man sich selber durch vorherige Desinfektion, namentlich der Kleider, vor Ansteckung zu schützen. Für diesen Zweck sind zu empfehlen: Salicylsäure in kölnischem Wasser (2 Gr. Salicyl in 40 Gr. k. W.) und Zimmttinktur (10 Gr. Tinktur auf 100 Gr. W.) Vor dem Krankenbesuche bestäubt man sich mit einer der genannten Flüssigkeiten mittelst eines Ballonzerstäubers das Gesicht, die Hände, die Kleidung, das Taschentuch pp.

Zur Desinfektion von Krankenzimmern sind Chlor- oder Salpeterräucherungen am besten geeignet. 30 Gr. Braunsteinpulver werden mit 100 Gr. Kochsalz gemischt, in ein irdenes Gefäß getan und mit 60 Gr. verdünnter Schwefelsäure übergossen, oder man schüttet 30 Gr. Salpeter in ein Gefäß und überträpfelt diesen langsam mit 8 Gr. Schwefelsäure. Die sich entwickelnden Dämpfe sind für gute Kleidungsstücke, polierte Möbel, Krystallglas und Bronzesachen pp. nicht ohne schädigende Wirkung, weshalb man gut tut, solche Sachen aus dem Krankenzimmer zu entfernen.

**Dillsamen** wirk anregend auf die Schleimhäute, die Verdauungsorgane und die Brustdrüsen. Man wendet ihn deshalb in Form von Pulver oder Aufguß gegen Verdauungsschwäche und besonders gegen Blähungen sowie zur Erhöhung der Milchabsonderung in den Brustdrüsen an. Der Aufguß wird aus 5 Gr. Samen und 100 Gr. W. bereitet. Das Dillöl, welches man aus dem Dillkraut durch Auslaugung desselben in Baumöl erhält, findet Benutzung zu Einreibungen und als Zusatz zu Klistieren, wird auch täglich mehrmals zu 1–3 Tropfen auf Zucker gegen Blähungen und Leibschneiden genommen.

**Dower'sches Pulver** besteht aus 1 Teil Opium, 1 Teil Brechwurzel und aus 8 Teilen schwefelsaurem Kali oder Zucker. Man nimmt es drei- bis viermal täglich in Stärke von ¼ Gr. gegen Durchfall und Leibschmerzen.

**Ehrenpreis** enthält Bitterstoff und Gerbsäure. Der Tee von demselben findet Anwendung bei Verschleimung der Atmungsorgane und auch bei beginnender Schwindsucht.

**Eibisch**, siehe „Altee“.

**Eicheln, geröstete.** Die Eicheln, d. s. die Früchte der Eiche, die in manchen Gegenden auch Eckern genannt werden, enthalten neben Gerbsäure und einem bitteren Extrativstoff einen hohen Prozentsatz an Stärkemehl. Sie wirken infolgedessen in Verbindung mit dem beim Brennen entstandenen Brenzelöl nährend, stärkend, verdauunganregend und eröffnend und finden Anwendung gegen Drüsenanschwellungen, Abmagerung, Gicht, Sodbrennen, Magenkrampf, Wassersucht, auch wohl gegen Ruhr und langwierige Durchfälle. Man übergießt 10 bis 20 Gr. geröstete Eicheln, die nicht wie Kaffee gemahlen, sondern in einem Mörser zu einem gröblichen Pulver gestoßen werden müssen, mit 1 Liter kochendem Wasser, läßt diese noch einigemale aufwallen und trinkt davon morgends und nachmittags 1–2 Tassen. Man kann auch den Eichelkaffee mit gewöhnlichem Kaffee oder Kakao zur Hälfte vermischen. Das daraus gewonnene Getränk ist, mit Milch vermischt, besonders für Kinder zu empfehlen, die an Strofeln, Abmagerung oder an Rhachitis leiden.

**Eichenrinde** besitzt als vorzüglicher Heilstoff einen hohen Gehalt an Gerbsäure, die in den Apotheken auch in reiner Form als Tannin aus der Rinde gewonnen wird. Wegen dieses Gehaltes ist die Eichenrinde eines unserer kräftigsten zusammenziehenden Mittel und findet sowohl äußerlich als innerlich Anwendung. Den Eichenrindentee bereitet man, indem man eine Hand voll Rinde in 1 Liter Milch abkocht. Dieser Tee sowohl wie das in den Apotheken erhältliche reine Tannin, das man in Dosen von 1–2 Gr. in halbstündigen Pausen anwendet, leisten stets gute Dienste und schnelle Hilfe bei allen Vergiftungen mit Pflanzenstoffen (organischen Giften) z. B. mit Schierling, Nachtschatten, Bilsenkraut, Tollkirsche, Fingerhut, giftigen Pilzen u. a. – Eichenrindenaufguß (30 Gr. R. auf 200 Gr. W.), den man des besseren Geschmackes wegen mit einem aromatischen Wein oder mit Pfefferminzwasser versetzt, ist ein vorzügliches Mittel gegen Blutspeien, Magen- und Darmbluten, insbesondere aber gegen Brechdurchfall der Kinder. Ein gleicher Aufguß ohne den geschmackverbessernden Zusatz findet Verwendung zu Umschlägen bei Entzündungen der Mandeln und Halsdrüsen, als Gurgelwasser bei Halsleiden und entzündetem Zäpfchen, als Einreibung gegen Durchliegen und heißen Brand, endlich auch als Zusatz zu Sitzbädern und Klistieren gegen Erschlaffungen und Vorfälle des Mastdarms und gegen Mastdarmfisteln.

**Eisen** ist eines unserer vorzüglichsten und unbestrittensten Heilmittel zur Verbesserung des Blutes, sowohl in qualitativer als quantitativer Richtung, nach erschöpfenden Krankheiten, nach schwerer Blutungen, bei Blutleere und bei Bleichsucht. Die am meisten zur Anwendung kommenden Präparate sind: Klapproth's Eisentinktur und apfelsaure Eisentinktur. Man nimmt dieselbe zu 20–30 Tropfen für sich allein 3x täglich oder in Verbindung mit gleicher Menge Whytt'schem Magenelixier oder Magentropfen, – kohlensaure Eisenpillen 3x täglich 2–3 Pillen, – Lamott'sche Goldtropfen 3x täglich 20–30 Tropfen auf Zucker oder in Himbeerwasser, – salzsaures Eisenliquor 3x täglich 2–3 Tropfen in Zuckerwasser, – Jodeisensirup (1 Teil Jodeisen in 10 Teilen Sirup) 2x täglich 10–20 Tropfen, – Eisenfeile in Rotwein, letzteren gießt man nach 24 Stunden ab und nimmt ihn täglich 3–4x löffelweise, – phosphorsaures Eisenwasser, am besten direkt an der Quelle getrunken, täglich ½–1 Flasche.

**Eisenkraut,** Verbena officinalis, ist eine von denjenigen Heilpflanzen, die weit mehr Beachtung finden sollte, als solches der Fall ist. Die 30–50 cm hohe Pflanze mit aufrechten, rauhen und vierkantigen Stengeln und mit weißrötlichen Blütenähren wächst überall wild an Wegen, Mauern, auf Schutthaufen, in Sandgruben pp. und blüht vom Juni bis Anfang September. Eisenkrautweintinktur (Wurzeln in Wein ausgezogen) wird mit gutem Erfolg gegen Gelbsucht angewandt. Eine Abkochung von Eisenkraut in Wein ist gut gegen Milz-, Nieren- und Leberleiden. Eisenkrauttee, wozu man sämtliche Pflanzenteile in getrocknetem Zustande verwendet, ist von guter Wirkung gegen Fieber, Atemnot, Keuchhusten, Stein- und Griesbeschwerden. Aeußerlich wird dieser Tee mit gutem Erfolge zur Reinigung von Wunden und Geschwüren sowie als Gurgel- und Mundwasser bei Halsverschleimung, Zahngeschwüren, übelriechendem Atem und Speichelfluß angewandt.

**Englisches Pflaster.** Man löst 50 Gr. fein zerschnittene Hausenblase in 1 Liter Wasser oder Weingeist. Bei der Auflösung in Wasser gibt man einen Zusatz von 50 Gr. Spiritus und in beiden Fällen außerdem einen Zusatz von 10 Gr. Honig. Die Flüssigkeit seiht man durch ein Leinentuch und trägt sie dann mit einem Pinsel glatt und schichtweise auf ein Stück mittelst Rahmen gespannten Taffets. Die Auftragung der neuen Schicht soll immer erst erfolgen, wenn die vorhergehende ordentlich festgetrocknet ist. Die Rückseite von dem Taffet bestreicht man mit einer Mischung, welche aus 4 Teilen Benzoetinktur und 1 Teil peruvianischem Balsam besteht. Das englische Pflaster dient dazu, nachdem man es angefeuchtet hat, bei geringen Wunden eine Vereinigung der Wundränder herbeizuführen, den Zutritt von Luft und Schmutz zu der Wunde fernzuhalten und so die Heilung zu beschleunigen.

**Enzian,** roter und gelber. Die Wurzel dieser Pflanze enthält einen Bitterstoff, das Gentianin, der besonders die Verdauung günstig beeinflußt. Aus diesem Grunde findet auch die Enzianwurzel in allen denjenigen Krankheiten Anwendung, die mit Verdauungsstörungen verbunden oder Folge derselben sind, z. B. bei Diarrhoe, Blähungen, Sodbrennen, bei Gelbsucht, Gicht, hypochondrischen und hysterischen Beschwerden. Man wendet die Enzianwurzel entweder im Aufguß oder in Extraktform an. Zum Aufguß nimmt man 8–10 Gr. Enzianwurzel auf ¼ Liter Wasser, von dem in den Apotheken erhältlichen Extrakt nimmt man täglich 2–4 Gr. in Wasser aufgelöst. Die Enzianwurzel ist ferner ein Hauptbestandteil der Magentinktur, des Whytt'schen Kraftelixiers und des bitteren Elixiers. Von diesen genannten Tinkturen nimmt man täglich 3x20 Tropfen bei Verdauungs- und Unterleibsschwäche.

**Erdbeeren** wirken kühlend, erfrischend und gelind nährend. Erdbeersaft ist bei allen hitzigen und fieberhaften Zuständen ein angenehmes und kühlendes Getränk. Als diätetisches und zugleich auch als heilendes Mittel dienen Erdbeeren bei Vollblütigkeit, Dickleibigkeit, Leber- und Milzanschwellungen, Hämoorhoiden und Verstopfungen. Bei manchen Menschen jedoch verursachen die Erdbeeren, in reicher Menge genossen, einen Hautausschlag, die Nesselsucht. Die jungen Erdbeerblätter und Blüten, welche man im Mai sammelt und trocknet, liefern einen aromatischen und angenehm schmeckenden, dem chinesischen ähnlichen Tee, welcher bei Stuhlverstopfungen und anderen Unterleibsbeschwerden gute Dienste leistet.

**Erdrauch** oder **Feldraute** gehört zu den zusammenziehenden, stärkenden, auflösenden und blutreinigenden Mitteln und wird angewandt bei Magenschwäche, Verstopfungen, Gelbsucht, Hämmorhoiden, Krätze, Strofeln und Skorbut. In größeren Gaben jedoch erzeugt das Mittel Leibschmerzen und Durchfall, was besonders bei der Verabreichung des Mittels zu beachten bleibt. Man benutzt den frisch ausgepreßten Saft der Pflanze, vermischt diesen nach Belieben mit Honig, Zucker oder einem süßen Kräutersaft und verabreicht davon an Kinder ½, an Erwachsene 1 Teelöffel voll. Zum Tee nimmt man 16–20 Gr. auf 180 Gr. W. Diese Portion reicht für einen Tag.

**Essig, Weinessig** ist einer der wichtigsten und kräftigsten Mittel, die wir besitzen. Man kann ihn innerlich anwenden gegen fieberhafte Krankheiten, gegen Kongestionen, Blutflüsse, Blutbrechen, Nasenbluten, gegen die nachteiligen Wirkungen scharfer Pflanzenstoffe, z. B. Belladonna, Ignazbohnen, Krähenaugen, Stechapfel, Mohnsaft, Zaunrübe ec. Indessen braucht man ihn noch häufiger äußerlich, namentlich als Waschmittel bei fauligen Fiebern, gegen Wespen- und Bienenstiche; als Umschlag bei heftigen Kopfschmerzen, Quetschungen, Kopfwunden, Verbrennungen, eingeklemmten Brüchen; als Klistier bei hartnäckiger Verstopfung, bei eingeklemmten Brüchen, Ohnmachten, Schlagfluß, Scheintod; als Gurgelmittel bei skorbutischem Zahnfleisch, Schwämmchen; als Riechmittel bei Schwindel, Kopfschmerz; auch bedient man sich des Essigs als Räucherungsmittel. Auf ein Klistier rechnet man 30–120 Gr. Weinessig mit gleichen Teilen Wasser oder mit Kamillenblumen vermischt. – Als Riechmittel benutzt man mehr die konzentrierte Essigsäure. – Bei typhösen Fiebern kann man den ganzen Körper mit Essig waschen. Im Scheintode, bei Erhängten, Erstickten, Ohnmächtigen reibt man besonders Gesicht und Schläfe damit. – Noch gedenken wir des gewürzhaften Essigs, den man als Verwahrungsmittel gegen Pest und Faulfieber anwendet. Dieser wird bereitet, indem man 1 Teil gewürzhafter Nelken mit 10 Teilen rohen Essigs vier Tage lang digeriert, dann durchseihet und ¼ Teil Rosmaringeist hinzumischt. Die Franzosen setzen noch Raute, Lavendelblumen, Kalmus, Kampfer und zuletzt Essigsäure hinzu.

**Essigäther** wird durch die Destillation aus konzentrierter Essigsäure und wasserfreiem Weingeist gewonnen. Er wirkt durchdringend, flüchtig reizend. Man gebraucht ihn als Riechmittel. Auch kann man Einreibungen mit demselben machen bei Gliederreißen und allen rheumatischen Beschwerden, wobei wir aber bemerken, daß der Leidende gleich nach der Einreibung ins Bett gebracht werden muß.

**Farnkraut,** auch Farrenkraut, Waldfarn, Wurmkraut genannt, ist ein überall gekanntes Waldgewächs, dessen Wurzel seit altersher als wurmtreibendes Mittel bekannt ist und mit bestem Erfolge gegen den Bandwurm angewandt wird. Man macht von der Farnkrautwurzel in Form von Pulver oder Extrakt Gebrauch, oder man stellt aus beiden Formen Pillen her; aus 2 Gr. Pulver und 2 Gr. Extrakt 20 Pillen. Alle Mittel sind gleich wirksam. Bemerkt sei jedoch, daß die Wurzel ihre Wirksamkeit verliert, wenn sie länger als ein Jahr aufbewahrt wird.

**Faulbaumrinde** ist ein viel angewandtes und auch zuverlässiges Mittel gegen Verstopfung. Von der Abkochung, 20 Gr. Rinde auf 250 Gr. W., reicht man jede Viertelstunde 2 Eßlöffel voll, bis Wirkung erfolgt.

**Feigen,** in Milch gekocht, zerschnitten und aufgelegt, erweichen Zahngeschwüre und Furunkel. Ein gutes Gurgelmittel bei Halsentzündung erhält man, wenn man 15 Gr. Feigen und 25 Gr. Alteewurzel in ½ Liter Wasser kocht. Kocht man 30 Gr. Feigen in ½ Liter Wasser und letzteres bis zur Hälfte ein, und nimmt man von dieser Abkochung täglich mehreremale einige Eßlöffel voll, so vertreibt man damit Heiserkeit, Husten und sogar auch leichtere Nierenentzündungen.

**Fenchelsamen** gehört zu den flüchtig erregenden Mitteln und wirkt als Teeaufguß vorzüglich auf die Schleimhäute der Atmungsorgane und des Verdauungskanals. Auch benutzt man ihn gegen Blähungsbeschwerden und zur Vermehrung der Milchabsonderung bei stillenden Müttern.

**Fieberklee, Bitterklee, Sumpfklee** wächst bei uns überall in Niederungen und auf sumpfigen Wiesen. Man bereitet aus den Blättern einen Teeaufguß (8 Gr. Blätter auf ¼ Liter Wasser) oder einen Extrakt. Von letzterem nimmt man täglich 4–5 Gramm. Der Fieberklee findet Anwendung bei Wechselfiebern und bei Stockungen in den Unterleibsorgangen.

**Flieder, Holunder** gehört zu den volkstümlichsten und wirksamsten Heilmitteln. Der Holunderblütentee, 5–10 Gr. Blüten auf 125 Gr. Wasser, ist ein vorzügliches und nicht beunruhigendes schweißtreibendes Mittel. Mit Milch abgebrüht, 20–30 Gr. Blüten auf ½ Liter Milch, erhält man ein gutes Gurgelmittel gegen katarrhalische Halsentzündungen. Bei längerem Gebrauch reinigt der Fliederblütentee die Säfte und das Blut und scheidet verlegene Stoffe aus. Man wendet ihn deshalb auch gegen Rheumatismus und chronische Hautausschläge an. Aeußerlich wendet man die Fliederblüten, 15 Gr. Fliederblüten und 15 Gr. Kamillenblüten in ½ Liter Wasser abgebrüht, zum Aufweichen von Drüsen und Geschwürsbildungen an. – Aus den Beeren bereitet man durch Einkochung das Fliedermus. In geringerer Menge verabreicht wirkt es ebenfalls schweißtreibend, in größeren Dosen wendet man es gegen Gicht, Rheumatismus, Harn- und Nierenleiden an. – Die getrockneten Beeren sind als diarrhoestillendes Mittel bekannt. – Rinde und Wurzel des Fliederbaumes wirken in Form von Abkochung stark harntreibend und werden deshalb mit gutem Erfolge gegen Wassersucht benutzt.

**Freisamkraut,** Stiefmütterchen vermehrt die Absonderung der Haut und der Nieren und befördert auf gelinde Weise die Stuhlausleerungen. Seine Anwendung findet es bei chronischen Hautkrankheiten, namentlich bei dem Milchschorf, bei gichtischen und rheumatischen Leiden, Drüsengeschwüren und Schleimflüssen der Harnorgane. Eine gute Latwerge gegen den Milchschorf der Kinder besteht aus 1½ Gr. Schwefelmilch, 15 Gr. Freisamkraut und 15 Gr. reinem Honig; man gibt davon täglich viermal einen Teelöffel voll.

**Fußbad** dient vorzüglich bei Kopfschmerzen von Erkältung, bei Schwindel, Ohrensausen, Betäubung, heftigen Anfällen von Engbrüstigkeit oder Erstickung, Brustschmerzen, nach Erkältung und bei heftigem Andrang des Blutes nach Kopf und Brust; auch bei schmerzhafter und krampfhafter Menstruation. Nur bei fließendem Schnupfen ist es nicht ratsam. Verstärkt wird das Fußbad durch Zusatz von Senfmehl.

**Galgantwurzel** wirkt infolge ihres Gehaltes an ätherischem Oel und Harz reizend, erregend und stärkend auf die Tätigkeit des Magens. Sie findet deshalb als Pulver oder als Aufguß Anwendung gegen Verschleimung und Säure der Verdauungsorgane. Bei Lähmung der Zunge befeuchtet man diese mit einem Aufguß der Wurzel. Bei Appetitlosigkeit und Schwindel genießt man sie als Würze der Speisen.

**Gerbsäure, Tannin** wirkt zusammenziehend, anregend und reizend, sie verhindert die Ausscheidungen oder beschränkt dieselben bei Katarrhen des Magens, des Darmes, der Harnorgane pp. und stillt Blutungen. Sie erweist sich endlich auch recht wirksam bei Vergiftungen mit betäubenden Substanzen und mineralischen Giften. Man verwendet sie innerlich an in Form von Pulver und in Dosen von 0,10–0,15 Gr. 3–4x täglich, bei Diarrhoe, Cholera, bei inneren Blutungen, als Lösung (1–2 Prozent) zu Einspritzungen und Umschlägen, endlich als Salbe zu 1–3 Gr. auf 25 Gr. Fett oder Glyzerin bei Frostbeulen und Hautausschlägen.

**Gerste** ist im allgemeinen nährend, hat aber außerdem noch einhüllende und reizmindernde Wirkung. Die Abkochung der rohen Gerste dient als Getränk bei fieberhaften und entzündlichen Krankheiten, insbesondere bei solchen, welche mit erheblichen Säfteausscheidungen verbunden sind, z. B. bei Durchfällen, Katarrhen der Luftwege und bei Blasenentzündungen. Der Gerstenschleim ist ein passendes Nahrungsmittel für Kranke, welche an chronischem Magen- und Darmkatarrh leiden, er wird weiter auch als Klistier bei Durchfällen benutzt. Die Gerstengraupe findet Verwendung zur Herstellung von erweichenden Breiumschlägen; Gerstenmalzkaffee ist besonders allen magen- und nervenleidenden Kranken zu empfehlen.

**Ginster, Stechginster, Hasenbram** ist eine namentlich auf sandigen Oedflächen und an Waldrändern vorkommende Pflanze. Die gelben Blüten derselben erscheinen von Juni bis August. Die jungen Schosse sowie die Blüten des Ginsters liefern einen bitteren Tee, welcher schweiß- und harntreibende Wirkung hat und mit gutem Erfolge gegen Stein- und Griesbeschwerden, gegen Darmverschleimung und Unterleibsstockungen angewandt wird.

**Glaubersalz** ist eins der bekanntesten Abführmittel, das den Vorzug hat, keinerlei Nebenwirkungen auf die Herztätigkeit zu zeitigen. Man wendet es deshalb mit Vorliebe bei allen denjenigen Krankheiten an, bei welchen man eine Ableitung durch den Darm für ersprießlich hält, bei Gicht und Leberleiden, bei Lungenentzündung, Dyphteritis u. a. Man nimmt das Glaubersalz in Pulver zu 10–12 Gr. oder in Lösungen zu 20–40 Gr. Wegen des bitteren Geschmacks der Glaubersalzlösung versetzt man dieselbe mit einer aromatischen und geschmackverbessernden Flüssigkeit.

**Grindwurzel** hat ähnliche Bestandteile wie der Rhabarber und befördert die Absonderung in den Schleimhäuten. Man wendet sie in Abkochungen von 15–20 Gr. gegen Brustverschleimungen sowie gegen Hautleiden, Grind und Flechten an.

**Gundermann, efeublättrige Gundelrebe** hat einen minzartigen Geruch und einen etwas bitteren Geschmack. Die frischen Blätter liefern einen Saft und die gedörrten einen Tee, welche beiden sich wirksam gegen Brustbeschwerden, Lungenverschleimungen, Magenbeschwerden, Harnverhaltung und Wechselfieber erzeigen.

**Gurkensaft,** frisch ausgepreßt und löffelweise genommen, erweist sich sehr dienlich gegen Gelbsucht, Blutspeien und Schwindsucht. Aeußerlich wird er als schmerzstillendes Mittel bei Flechtenausschlägen angewandt.

**Hafergrütze** kocht man zu einem Schleim, süßt diesen mit Honig und trinkt ihn bei Husten, Heiserkeit, Durchfall, Kolik, schmerzhaftem Urinieren, Magen- und Darmkatarrh. Haferschleim findet auch als Zusatz zu Bähungen und Klistieren Verwendung.

**Hagebutte** ist die Frucht der wilden Rose, auch Hunds- oder Heckenrose genannt. Die Frucht reift erst im Spätherbst, hat einen etwas herben Geschmack und enthält neben Schleimzucker und Pflanzensäure auch Gerbsäure. Die Früchte werden in ausgekerntem Zustande und getrocknet zur Herstellung des Hagebuttentees verwandt, welcher ein vorzügliches Heilmittel gegen Nieren- und Blasenleiden, auch gegen Griesbeschwerden abgibt. Sehr zu empfehlen ist auch die Hagebuttenlatwerge und der Hagebuttenlikör. Letzterer namentlich wirkt sehr wohltuend und erregend bei älteren Leuten.

**Hasenfell,** gegerbtes, wirkt ebenso wie das Katzenfell wohltuend bei Gicht und gichtischen Knoten, bei chronischem Magenkatarrh und nervösem Magenschmerz.

**Hasenfett** ist ein gutes und wirksames Einreibungsmittel gegen aufgesprungene Hände und Frostbeulen.

**Heidelbeere,** Waldbeere, Blaubeere, Besinge wirkt außerordentlich wohltätig auf die Verdauung und befördert den Stuhlgang. Die Beeren werden im Sommer gesammelt, gedörrt und aufbewahrt. Bei leichter Diarrhoe nimmt man täglich einen Teelöffel voll getrockneter Waldbeeren. Bei schweren Durchfällen nimmt man alle 4 Stunden 1 Eßlöffel voll Heidelbeerbranntwein in ¼ Liter warmen Wasser. Noch besser ist Heidelbeertinktur. Man stellt dieselbe in der Weise her, daß man eine tüchtige Hand voll Beeren in eine Flasche tut und mit ½–¾ Liter gutem Kornbranntwein übergießt. Die Flasche stelle man einige Tage in die Sonne oder an einen sonst recht warmen Ort und seihe dann die Flüssigkeit ab. Je nach dem Grade des Durchfalls nehme man täglich morgens und abends 10–30 Tropfen auf Zucker. Man kann auch die Beeren in dem Branntwein belassen, wodurch die Tinktur noch schärfer wird. Der Tee von den Heidelbeerblättern wird gegen Gries- und Steinbeschwerden angewandt. Der frische Saft der Blätter ist wirksam gegen Mundfäule und Erkrankungen des Zahnfleisches. Das Pulver der Heidelbeerwurzel wird mit gutem Erfolge als Streupulver bei Wunden und offenen Geschwüren angewandt.

**Heilpflaster.** (siehe Teufel's Klebro-Binde) 200 Gr. Baumöl, 100 Gr. Mennige, 5 Gr. fein gepulverter Bernstein, 3 ½ Gr. Kampfer und 3 ½ Gr. gebrannter Alaun werden auf folgende Weise zusammen zum Pflaster vereinigt: Das Oel wird so lange in einem kleinen kupfernen Kessel gekocht, bis es bräunlich wird und stark raucht, alsdann wird die Mennige nach und nach hinzugetan und mit einem eisernen Spachtel umgerührt. Man läßt das Ganze so lange kochen, bis es schon schwarz gefärbt erscheint und die Konsistenz eines Pflasters erlangt hat. Um zu untersuchen, ob letzteres der Fall ist, läßt man ab und zu einen Tropfen auf einen kalten Stein fallen. Sobald dieser nach dem Erkalten die Form einer Kugel annimmt, tut man zuerst den gebrannten und fein pulverisierten Alaun in den Kessel und rührt alles gut durcheinander. Zuletzt, wenn das Gefäß vom Feuer genommen und die Masse größtenteils abgekühlt ist, wird der Kampfer, welcher mit etwas Baumöl angerieben worden ist, darunter gerührt. Das nun fertige Pflaster wird in kleine Steinbüchsen getan und an einem kühlen Orte zum Gebrauch aufbewahrt. Dieses Pflaster bewährt sich bei Brand- und Frostschäden, Beulen, Blutgeschwüren, Wunden. Auch ist es zweckmäßig gegen Kopfschmerzen, Zahnschmerzen, Magenschmerzen, Lähmungen durch Schlagfuß.

Ein ebenfalls gutes Heilpflaster ist ferner folgendes: Man nimmt 30 Gr. gelbes Wachs, welches über Kohlen flüssig gemacht wird, gießt 45 Gr. Baumöl hinzu, läßt es kochen und mischt 15 Gr. trocknen gekochten Terpentin unter stetem Umrühren dazu. Ist alles vereinigt, so tut man 1½ Gr. Mennige und dann 0,8 Gr. mit Baumöl abgeriebenen Kampfer hinzu. Alles bleibt noch bei immerwährendem Umrühren fünf Minuten lang über den Kohlen; dann nimmt man es weg und läßt es kalt werden. Es ist auf ähnliche Weise anzuwenden, wie das erste.

**Hirschhorngeist** ist die Bezeichnung für in Wasser mit einem brenzlichen Oel aufgelösten kohlensauren Ammoniak. Der Hirschhorngeist ist als nervenkräftigendes Mittel bekannt, das auch belebend wirkt. Es findet deshalb Anwendung zu Einreibungen bei gelähmten Gliedern und als Riechmittel zu 10–20 Tropfen bei Ohnmachten.

**Hirtentäschel** ist ein allgemein bekanntes und überall verbreitetes Unkraut von vorzüglichen medizinischen Eigenschaften. Es gehört infolge seines Gehaltes an ätherischem Oel und Bitterstoff zu den zusammenziehenden Mitteln. Man benutzt entweder den frischen Saft der Pflanze oder einen Tee von derselben, wozu man die Blätter, Stengel und Schoten verwendet. Der frische Saft ist ein vorzügliches Mittel zur Heilung eiternder Geschwüre; der Tee bewährt sich bei Blutspeien, Blutflüssen, bei Durchfällen, bei Hämorrhoidalleiden, bei Nierensand und bei Gelbsucht, ganz vorzüglich aber erweist er sich als fieberstillendes Mittel.

**Hoffmannstropfen** bestehen aus 1 Teil Aether und 3 Teilen Weingeist. Man gibt sie zu 20–30 Tropfen auf Zucker als belebende und krampfstillende Mittel oder wendet sie als Riechmittel bei Schwächezuständen und Ohnmachten an.

**Höllenstein** wird als Substanz in Gebrauch genommen zum Aetzen schlecht eiternder Geschwüre, Warzen pp. in Form von Salbe (1–5 Gr. auf 25 Gr. Fett) als Verbandsalbe für Geschwüre, in zweiprozentiger Lösung zu Umschlägen bei Brandwunden und Frostbeulen, in einprozentiger Lösung innerlich bei chronischem Magenkatarrh.

**Honig** wirkt auflösend, Auswurf befördernd, zerteilend. Man kann sich nur des Jungfernhonigs oder des gereinigten Honigs in der Medizin bedienen. Nimmt man täglich 50 bis 100 Gr. in Tee, so ist dies ein probates Mittel beim Husten, gegen Würmer, Leibesverstopfung, Engbrüstigkeit, Lungensucht, übelriechenden Atem. Vermischt man Honig und Roggenmehl recht innig mit einander zu einem Teige oder Pflaster, dem man auch noch geröstete Zwiebeln zusetzen kann, so befördert dies die Eiterung bei Geschwüren. – Auch wendet man den Honig als Zusatz zu Gurgelwässern (mit Borax) bei Schwämmchen und bei bösem Halse an. – Endlich wird er auch noch zu Klistieren benutzt, besonders bei Hämorrhoiden.

**Huflattich** ist ein ziemlich stark und weit verbreitetes, jedoch nur auf kalkhaltigem Boden vorkommendes Unkraut. Die silberfarbigen, wollig behaarten und einköpfigen Blütenstengel dieser Pflanze erscheinen schon im Februar, während sich die großen und filzig behaarten Blätter erst viel später entwickeln. Die getrockneten Blätter und Blüten liefern einen Tee, welcher die Schleimabsonderung befördert und bei Husten, Heiserkeit, Engbrüstigkeit, bei Lungenkatarrh und Skrofeln gute Dienste leistet. Aeußerlich zu Umschlägen angewandt, befördert der Huflattichtee die Eiterung und bringt Abscesse zur Reife.

**Hustenpulver.** Je 15 Gr. Süßholz und Sennesblätter ohne Stiele, je 3 Gr. Schwefelblumen und Anissamen und 90 Gr. Kandeszucker werden fein zerstoßen, durch ein Haarsieb geschlagen und in einem Glase, vor dem Zutritt der Luft gut gehütet, zum Gebrauch aufbewahrt. Man kann davon täglich drei- bis viermal einen Teelöffel voll nehmen.

**Ingwer** wirkt stark reizend, magenstärkend, erwärmend und schleimauflösend. Man wendet ihn innerlich an bei schlechter Verdauung, Blähungen, Schleimhäufungen, Magendrücken, Magenkrampf, Sodbrennen, Durchfällen, chronischen Katarrhen und Keuchhusten. Man nimmt den gestoßenen Ingwer teelöffelweise in Wasser, Rum oder Honig. – Ingweressenz, zu 20–30 Tropfen genommen, ist ein treffliches, magenstärkendes Mittel. – Eingemachter Ingwer kommt in dieser Gestalt schon aus Indien zu uns und ist, weil er wahrscheinlich daselbst aus den frischesten und besten Wurzeln zubereitet wird, weit kräftiger als der bei uns aus dem getrockneten Ingwer bereitete. Er gibt zu 30–60 Gr. ein gutes Magenmittel. – Als Aufguß dient er zum Gurgeln bei Erschlaffung des Zäpfchens und bei der Bräune, auch benutzt man ihn zu Umschlägen bei Magenkrämpfen, Kolikschmerzen und Durchfällen.

**Jod** ist ein Körper, den man nie allein in der Natur, sondern nur immer in Verbindung mit anderen Körpern vorfindet, so im Kalium und Natrium. Es ist in der Medizin ein viel gebräuchliches Mittel, das jedoch meistens nur äußerliche und höchst selten innerliche Anwendung findet. Man wendet Jodtinktur und Jodsalbe an bei Kropf, bei Geschwülsten, um Aufbruch und Eiterung zu vermeiden, bei Frostbeulen, Syphlilis und bei Skrofeln. Einer ganz besonderen Beliebtheit erfreut sich in neuester Zeit das Jodoform. Jodoformpulver sowohl wie Jodoformwatte und Jodoformgaze sollten in keiner Hausapotheke fehlen.

**Johanniskraut** ist ein bekanntes Unkraut. Seine großen gelben Blütentrauben erscheinen im Juli und August. Es wächst überall an Wegen, auf Feldrainen, auf Schutthaufen, an Waldrändern, wo nur trockener Boden ist. Der Tee des Johanniskrautes wird mit gutem Erfolge gegen Blähungen, Magendrücken und leichtere Verschleimungen der Brustorgane angewandt. Er wirkt auch kräftigend auf erschlaffte Harnblasen- und Harnröhrenmuskel, weshalb man ihn auch bei Kindern in Gebrauch zieht, die an Bettnässen leiden. Uebergießt man ½ Flasche voll Blätter und Blüten vom Johanniskraut mit gewöhnlichem Rüböl, läßt dieses einige Tage stehen und filtriert man es, so erhält man ein ganz vorzügliches Heilmittel für Brandwunden. Solch' Johanniskrautöl sollte in jeder Hausapotheke vorrätig gehalten werden.

**Isländisches Moos** wirkt einhüllend, nährend, stärkend und zusammenziehend. Man wendet es an in Abkochung als Gallerte oder als Schokolade, auch als Pulver bei Heiserkeit und Husten, bei chronischen Lungenleiden, bei chronischen Durchfällen, überhaupt bei allen die Körperkräfte aufzehrenden Krankheiten.

**Kaffee** von Kaffeebohnen enthält als wirksamen Bestandteil das Kaffein und eine eigene Gerbsäure. Ein kräftiger Kaffeeaufguß ohne Zusatz von Surrogaten befördert die Verdauung, ist gut gegen Magenkrampf, Kolik, Erbrechen und Durchfall. Der Kaffee erweist sich auch wirksam gegen Vergiftungen mit Belladonna, Morphium, Opium, überhaupt narkotischen Giften. Unverkennbar ist der Einfluß des Kaffees auf die Herztätigkeit, welche er anregt und steigert. Man zählt ihn deshalb zu den stärkenden und belebenden Mitteln und wendet ihn an bei Schwächezuständen und Ohnmachten sowie in allen Krankheiten, die von plötzlich eintretender oder allgemeiner Herzschwäche begleitet sind, z. B. bei Dyphtheritis, bei Gelenkrheumatismus, bei Scheintoten, bei Erfrorenen pp. Voll und ganz zeigen sich diese medizinischen Wirkungen jedoch nur bei solchen Personen, die nicht an den alltäglichen Kaffeegenuß gewöhnt sind.

**Kakao** ist im allgemeinen nährend, erhaltend und einhüllend. Er ist, in Milch gekocht und mit Abkochungen von Salep und isländischem Moos vermischt, ein beliebtes diätetisches Nahrungsmittel für Rekonvaleszenten, geschwächte, abgemagerte und an Abzehrung leidende Personen. Der lange und viele Gebrauch des Kakao hat jedoch den Nachteil, daß er die Verdauung ungünstig beeinflußt. – Das in der Kakaobohne enthaltene fette Oel wird als Kakaobutter bezeichnet. Diese findet Verwendung zur Bereitung von Augen-, Lippen-, Wundsalben und Stuhlzäpfchen. Die Kakaobutter hat den anderen Fetten gegenüber den Vorteil, daß sie sich lange gut hält und nicht so leicht ranzig wird.

**Kalkwasser** wird bereitet, indem man gebrannten und noch nicht gelöschten Kalk mit Wasser übergießt, die Menge häufiger umrührt und dann, nachdem die unauflöslichen Kalkteile sich zu Boden gesetzt haben, das Wasser von dem Bodensatze klar abgießt, welches man in möglichst luftdicht verschlossenen Gläsern aufbewahrt. Man wendet das Kalkwasser innerlich an bei Schwefelsäurevergiftungen, bei Knochenerweichung und englischer Krankheit, bei Gicht, bei Katarrhen der Harnorgane und bei Blähungen. Aeußerlich gebraucht man es zu Umschlägen bei alten Wunden; mit Leinöl vereinigt (1 Teil Leinöl auf 3 Teile Kalkwasser) liefert es eine gute Salbe für Brandwunden; 2 Teile dieses Wassers und 1 Teil Baumöl dienen zur Herstellung einer Salbe zur Heilung des Milchschorfes; Kalkwasserdämpfe werden gegen Dyphtheritis angewandt.

**Kaliverbindungen.** Essigsaures Kali (½–4 Gr. auf 100 Gr. W. täglich) als Zusatz zu harntreibenden Mitteln. Rohe Potasche, 100–200 Gr. zu einem Vollbade. Chlorsaures Kali, innerlich in 2% wässriger Lösung mit einem Sirup alle 2 Stunden einen Eßlöffel, bei Schwämmchen, Mundfäule, Harnentzündung; äußerlich in 5% Lösung als Gurgelwasser gegen dieselben Uebel. Salpetersaures Kali oder Salpeter als Zusatz zu fieberwidrigen Arzneien (bis zu 10 Gr. auf 100 Gr. der Lösung). Weinsteinsaures Kali in Gaben von 2–8 Gr. mehrmals täglich (gewöhnlich mit der gleichen Menge gereinigter Schwefelblumen messerspitzenweise bis zur Wirkung) als Abführmittel, besonders für Hämorrhoidarier zu empfehlen.

**Kalmus.** Der wirksame Teil dieser Pflanze ist die Wurzel. Sie enthält neben dem ätherischen Kalmusöl, einem Harz- und Gummistoff noch als wirksame Bestandteile bittere Extraktivstoffe, salzsaures und phosphorsaures Kali. Infolge dieser Stoffe wirkt die Kalmuswurzel günstig auf die Verdauung und wird deshalb nicht nur bei allgemeiner Verdauungsschwäche, sondern auch bei allen denjenigen Krankheiten angewandt, bei welchen die Verdauung darnieder liegt, z. B. bei fieberhaften Krankheiten, bei Gicht, Skrofeln, englischer Krankheit, Bleichsucht, Skorbut und bei nervösen Leiden. Man nimmt die Kalmuswurzel als Pulver, täglich 3–6 Gr., oder als Tinktur, 50 Tropfen auf Zucker oder in Wein, oder als Tee im Wasser- oder Weinaufguß. (10–15 Gr. Wurzel auf ½ Liter Wasser oder Wein.) Pulver, Tinktur und Tee erweisen sich ganz vorzüglich bei Blähungen, Kolik und Magenkrämpfen. Die in allen besseren Konditoreien erhältliche kandierte, d. h. überzuckerte Kalmuswurzel ist ein gutes Hausmittel bei Verdauungsschwäche und schwachem Magen. Aeußerlich wendet man die Kalmuswurzel als Abkochung in einem Weinaufguß zu Waschungen, Bähungen und Umschlägen an bei Kindern, welche an Blutarmut, Skrofeln und Auszehrung leiden.

**Kamille.** Die gebräuchlichen Teile sind die Blüten, aus welchen man durch einen heißen Wasseraufguß den Kamillentee bereitet. Die Kamille wirkt sanft, reizend, krampflindernd, magenstärkend, blähungtreibend, erwärmend, schweißfördernd, äußerlich auflösend. Sie wird hauptsächlich gebraucht, um die Wirkung anderer Arzneien zu befördern, z. B. bei Brech- und Laxiermitteln. Jungen Kindern kann man sogar den bloßen Aufguß (Tee) als ein gelindes Brechmittel geben. 30 Gr. Zucker auf 20 Tropfen Kamillenöl, nach und nach genommen, sind bei Blähungskolik und Krampfkolik zu empfehlen. – Aeußerlich bedient man sich der Kamillen zu Kräuterkissen, Umschlägen, Bädern, Klistieren und Bähungen.

**Kampfer** wirkt flüchtig und eindringend und wird angewandt in Nervenfiebern, Faulfiebern, Drüsenkrankheiten, gegen chronische Hautausschläge, narkotische Pflanzengifte, wohl auch als Verdauungsmittel gegen contagiöse Ansteckung. Auch äußerlich findet er seine Anwendung bei der brandigen Rose, fauligen Blattern, gegen örtliche rheumatische und gichtische Beschwerden, gegen Ohrenzwang, Zahnschmerzen, Kolik,

Magenkrampf, eingeklemmte Brüche. Als zerteilendes Mittel benutzt man ihn als Waschung gegen Verrenkungen, Quetschungen, Insektenstiche, chronische Hautausschläge; gegen Steinbeschwerden als Einspritzung.

**Kampferöl,** bestehend aus 4 Gr. Kampfer und 4 Gr. Mandelöl, wendet man zum Töten der ins Ohr gekrochenen Insekten, bei Ohrenzwang, Taubheit, Zahnschmerz an.

**Kampferspiritus** besteht aus 1½ Gr. Kampfer und 50 Gr. Weingeist, wird äußerlich bei mechanischen Verrenkungen, Steifigkeiten, Anschwellungen benutzt. – Peruvianischer Balsam und Kampferspiritus zu gleichen Teilen gebraucht man zu Einreibungen bei rheumatischen Schmerzen. Innerlich gebraucht man den Kampferspiritus bei augenblicklich mangelnder ärztlicher Hilfe (10 bis 30 Tropfen davon in warmen Tee, Rum oder Wein, einige Male des Tages) in allen den Fällen, wo das Leben infolge von plötzlicher Schwäche (z. B. bei der Cholera) zu erlöschen droht.

**Karbolsäure** ist im Wasser schwer, in Aether und Weingeist leicht löslich. Die vorzüglichste Wirkung derselben ist die, daß sie das Wachstum und die Vermehrung von Krankheitskeimen, Bakterien und Bazillen verhindert, vorhandene Keime tötet und so organische Zersetzungen aufhält. Die Karbolsäure findet deshalb überall Verwendung, wo Pilze als Krankheitserreger zu bekämpfen sind und wo es sich darum handelt, Wunden zu desinfizieren und Eiterungen zu verhüten. Die Verordnung für den innerlichen Gebrauch muß allerdings dem Arzte überlassen bleiben, für den äußerlichen Gebrauch dagegen sollte auch der Karbolsäure ein Plätzchen in der Hausapotheke eingeräumt werden.

Als ein- bis dreiprozentige Lösung gebraucht man die Karbolsäure bei der Behandlung alter, eiternder, schlecht und schwer heilender Wunden infolge Schlangenbiß, Insektenstich, Infizierung durch Leichengift, ferner zur Behandlung von Schankergeschwüren und den verschiedensten Hautausschlägen als Ersatz für Teer. Gegen letztere wendet man auch mit Erfolg Karbolsalbe an, welche man aus 1 Gr. Karbolsäure und 30 Gr. Schweinefett oder Glyzerin bereitet. ½ prozentige Karbolsäurelösung wendet man an zu Einspritzungen in die

Harnröhre beim Tripper, ferner 1 prozentige Lösung zu Einspritzungen bei Nasenkatarrh mit übelriechender Schleimabsonderung und als Gurgelwasser bei Halsentzündung, Schwämmchen und Mundgeschwüren.

**Karlsbadersalz,** siehe „Abführmittel".

**Kaskarillenrinde** enthält Bitterstoff, Harz und ätherisches Oel, sie gehört also zu den aromatisch-bitteren Mitteln. Sie wirkt zusammenziehend und flüchtig reizend. Sie kommt in Pulverform (½–1 Gr.) oder als Aufguß (8–10 Gr. Rinde auf 120 Gr. W.) zur Verwendung gegen Verdauungsfehler, Diarrhoe, Verschleimungen, Würmer, Säure, Magenkrampf, gegen nervöse Fieber, Wechselfieber, gegen Schleimschwindsucht, weißen Fluß und Nachtripper.

**Kerbelkraut** wirkt gelind reizend, befördert die Ausdünstung, die Harnabsonderung und die Milchsekretion. Es findet seine Anwendung bei Engbrüstigkeit, Wassersucht, Flechten, Gelbsucht, bei harten Brüsten und Drüsen. Zu dem Zwecke bereitet man einen Aufguß von 30 Gr. frischem Kraut mit 1 Liter süßen Molken, oder man nimmt 150 Gr. frisch gepreßten Saft in eine Fleischbrühe. Uebrigens ist die Kerbelrübe als Gemüse sehr geschätzt, während das Kraut auch als Gewürz bei der Speisenbereitung Verwendung findet.

**Kinderpulver** nach Hufeland ist ein sehr beliebtes und viel gebrauchtes Mittel bei Kindern, welche an Verstopfung leiden. Es besteht aus 5 Teilen Rhabarberpulver, 2 Teile gebrannter Magnesia und 10 Teilen Anisölzucker. Man gibt von diesem Pulver täglich 3x1 Messerspitze voll.

**Klettenwurzel** enthält Schleimzucker, Bitterstoff und Gerbsäure. Sie wirkt auflösend, blutreinigend, schweiß- und harntreibend. Klettenwurzelsaft sowohl wie die frischen Blätter der Klette sind gut zum Einreiben und Auflegen auf Brandwunden, bei Hämmorrhoidalknoten und veralteten Fußgeschwüren. Aus 2–3 Löffel voll Klettenwurzelsaft, den man mit etwas Zucker mischt und dann mit 5 Löffel voll gereinigtem Weingeist übergießt, erhält man die Klettenwurzeltinktur. Man nimmt von derselben täglich 2–3x 4–5 Tropfen auf Zucker oder in Wasser gegen Lungen- und Magengeschwüre, gegen Gicht, Steinbeschwerden und Podagra. Man kann auch die Wurzeln dörren und einen Absud daraus herstellen, zu welchem Zwecke man 60 Gr. Wurzeln mit 1 Liter Wasser übergießt, das man bis auf ½ Liter einkochen läßt. Von dieser Abkochung trinkt man täglich 2 Tassen voll gegen die vorhergenannten Leiden, auch gegen Engbrüstigkeit und Kurzatmigkeit. Bekannt sind die Klettenwurzelpomade und das Klettenwurzelwasser als Haarwuchs befördernde Mittel.

**Knoblauch** befördert, in geringer Menge genossen, die Verdauungstätigkeit sowie die Hauttätigkeit und die Harnabsonderung. Hauptsächlich ist er als wurmtreibendes Mittel bekannt. Man gibt ihn vorzugsweise bei Kindern fein zerschnitten auf Butterbrot oder den Saft in Honig oder Milch. Auch wendet man Knoblauchabkochungen zu gleichem Zwecke in Klistierform an.

**Kochsalz** findet außer im Haushalte auch in der Heilkunde Verwendung. Die reizende, appetit- und dursterregende Wirkung desselben ist bekannt. Zwei bis drei Teelöffel voll fein pulverisiertes Kochsalz genügen, um Lungen- und Magenblutungen zu stillen oder verschluckte Blutegel zu töten. Auch benutzt man es als Zusatz zu Fußbädern, um diese in ihrer Wirkung zu erhöhen. Ein Klistier von Kochsalzlösung bewirkt schnelle Leibesöffnung und leistet bei Personen, welche vom Schlage gerührt oder durch schädliche Luftarten betäubt worden sind, gute Dienste.

**Kreuzblümchen,** welches in manchen Gegenden auch als Hahnenkopf oder Himmelfahrtsblume bezeichnet wird, ist reich an Bitterstoff und wirkt wohltuend auf die Schleimhaut der Luftwege bei chronischen Lungen- und Luftröhrenkatarrhen und auf die Nierenschleimhaut. Die Pflänzchen werden samt der Wurzel gesammelt, im Schatten getrocknet und aufbewahrt. Man macht von derselben eine Abkochung, 50–80 Gr. auf 1 Liter Wasser und trinkt von dieser täglich 2x1 Tasse.

**Kreuzdornbeeren** sind allgemein bekannt und werden häufig von Kindern im Spätherbste, wenn schon Frost gewesen ist, ähnlich wie die Hagebutten roh genossen. Die Beeren enthalten nämlich Essig- und Apfelsäure, auch Zucker und Schleim, welche Stoffe die Frucht den Kindern angenehm macht. Neben diesen enthalten aber noch die Beeren einen eigentümlichen Stoff, das Kathartin, welches besonders schweiß- und harntreibend wirkt. Man bereitet deshalb aus den Kreuzdornbeeren ein Mus, das man entweder allein oder mit Wacholdermus zusammen täglich 3–4x teelöffelweise bei Wassersucht, bei Gicht und bei chronischen Hautkrankheiten nimmt.

**Kümmelsamen** wirkt in gleicher Weise wie Anis und Fenchel erregend auf die Nerven und Blutgefäße der Verdauungsorgane und vertreibt Blähungen. In einfachster Weise in einer Brotwassersuppe genossen, ist er sehr wirksam bei Koliken, Erkältung des Unterleibes und Durchfall infolge Erkältung. Mischt man 1 Teil Ingwer, 1 Teil Kochsalz und 2 Teile Kümmel, die man vorher in einem Mörser gut zerstößt, so erhält man ein vorzügliches Magenpulver gegen Magenschwäche, Krämpfe, Blähungen, Hysterie und Hypochondrie. Sehr wirksam ist auch das Kümmelöl. Man gibt es innerlich zu 1–5 Tropfen auf Zucker und wendet es äußerlich zu Einreibungen an.

**Lavendel** oder **Spike** wächst im südlichen Europa wild, in Deutschland wird er seines aromatischen Geruches wegen vielfach in Gärten angebaut. Aus den Blüten, welche im Anfange des Aufbrechens geschnitten und getrocknet werden, wird ein heilsames Oel gewonnen, das Lavendelöl oder Spiköl. Dasselbe ist in jeder Apotheke erhältlich und wird täglich zweimal zu 6–8 Tropfen auf Zucker oder in Kaffee gegen schlechte Verdauung und Appetitmangel, gegen Blähungen, Kongestionen und Schwindel genommen.

**Lebertran** betätigt die Haut-, Nieren-, Darm- und Leberfunktionen und nimmt gleichzeitig das lymphatische Drüsensystem kräftig in Anspruch. Wegen seines hohen Nährwertes und noch mehr wegen seiner leichten Assimilierbarkeit ist er von außerordentlichem Nutzen gegen alle Auszehrungskrankheiten, insbesondere gegen Skrofeln, chronische Hautkrankheiten und Rhachitis. Soll allerdings eine Lebertrankur von Nutzen sein, so muß man das Mittel längere Zeit hindurch gebrauchen und auch nicht zu wenig davon nehmen. Man gibt Kindern täglich 3x 1–2 Eßlöffel voll,

Erwachsene sollen das doppelte Quantum nehmen. Bei Kindern hält es manchmal schwer, den Widerwillen derselben gegen den Lebertran, der noch mehr durch seinen Geruch als durch seinen Geschmack unangenehm berührt, zu besiegen. Die neuere Zeit hat deshalb die Lebertran-Emulsin gebracht und kann nur geraten werden, in gegebenen Fällen von derselben recht fleißig Gebrauch zu machen.

**Lein**- oder **Flachssamen** enthält in der Schale viel Schleim, welcher kühlend, aufweichend, lösend und ausziehend wirkt. Leinsamenabkochung, (15 Gr. auf ¼ Liter Wasser) mit einem Zusatz von Zucker ist als Mittel gegen Heiserkeit und Husten bestens bekannt. Setzt man statt des Zuckers einige Löffel Leinöl hinzu, so erhält man ein abführendes Klistier, doch sei bemerkt, daß zum Klistier das Leinsamenmehl besser geeignet ist als der heile Samen. Leinsamenmehl für sich allein oder in Verbindung mit Kamillen, Fliederblüten oder Hafergrütze, in Milch oder Schweinefett aufgekocht, liefert einen vorzüglichen Breiumschlag, der mit Erfolg bei allen harten Geschwüren angewandt wird. Das aus dem Leinsamen gewonnene Leinöl dient zu Klistieren, desgleichen zur Bereitung mancher Salben und Balsame. Leinöl und Kalkwasser zusammen geben eine gute Salbe gegen Brandwunden ab. Uebrigens bereitet man auch aus dem Leinkraut mit frischer und ungesalzener Butter eine Salbe, die sich als schmerzstillend und kühlend und verteilend bei Hämorrhoidalknoten bestens bewährt.

**Lindenblütentee** wirkt gelinde schweißtreibend und krampflindernd. Er ist ein sehr und mit Recht beliebtes Volksmittel und wird entweder für sich allein oder mit anderen Teesorten, z.B. Schafgarbe, Johanniskraut, Flieder, bei Husten und Lungenverschleimungen, bei Unterleibsstockungen und rheumatischen Leiden angewandt.

**Liquor, schmerzstillender, Hoffmannscher,** ist eine Misch-ung von 1 Teil Schwefeläther und 3–4 Teilen Weingeist; er wirkt belebend, flüchtig, durchdringend, reizend, schmerzstillend, blähungtreibend, nervenstärkend, schweiß- und urintreibend. Man nimmt 15–20 Tropfen auf Zucker bei Nervenschwäche, Ohnmachten, Krämpfen, bei Schwindel, Schlagfluß und Schlafsucht. Bei Lähmungen infolge voraufgegangenen Schlagflusses verwendet man den Liquor in einer Vermischung mit Rosmarinöl. Aeußerlich gebraucht man ihn zu Einreibungen gegen Kopfschmerzen, Zahnschmerzen und örtliche rheumatische Schmerzen.

**Löffelkraut** wächst an den Küsten Deutschlands wild, wird aber vielfach in Gärten angebaut. Die Blätter, welche beim Zerreiben einen scharfen, flüchtigen und kresseartigen Geruch und Geschmack verbreiten und annehmen, enthalten ein scharfes ätherisches Oel, welches besonders blutreinigende Eigenschaften besitzt. Aus diesem Grunde wird das Löffelkraut in frischem Zustande gerne zu Frühlings- und Sommerkuren gebraucht und täglich wie Sauerampfer oder Kresse als Salat genossen. Aus dem gedörrten Kraut gewinnt man durch Uebergießen den Löffelkrautspiritus, welcher sich gegen Skorbut und Unterleibsstockungen bestens bewährt.

**Lösende, auswurfbefördernde Mittel.** Als solche sind zu nennen: Aufguß von Brechwurzel (½–1½ Gr. auf 200 Gr. W.); Aufguß oder Abkochung von Senegawurzel (5–10 Gr. auf 200 Gr. W.); Salmiakmischung (5 Gr. auf 200 Gr. W.); Abkochung von Eibischwurzel (10–15 Gr. auf 200 Gr. Wasser); Honig in heißer Milch (1:4). Sowohl zur Beförderung des Auswurfs wie auch zur Verbesserung des Geschmacks setzt man den ersten vier benannten Mitteln reinen unverfälschten Bienenhonig oder irgend einen Sirup zu, wie Anis-, Brechwurzel-, Eibisch-, Fenchel-, Senega-, Süßholz-, Perubalsam-Sirup oder Lakritzensaft, und zwar auf je 15 Gr. des Aufgusses 1 Gr. Honig oder Sirup. Ist gleichzeitig mit der Verabreichung eine beruhigende, reizmindernde Wirkung angestrebt, so gibt man einen Zusatz von Morphium, Mohnsirup oder Bittermandelwasser, von letzterem 1 Gr. auf je 40 Gr. des Aufgusses.

**Löwenzahn.** Der ausgepreßte Saft der grünen Pflanze besitzt auflösende Eigenschaften und wird mit Vorteil gegen Milzanschwellungen, Leberleiden, Gelbsucht, Wechselfieber, Wassersucht, Hämorrhoiden pp. angewandt. Die Wurzel enthält einen die Verdauung befördernden Bitterstoff. Man sammelt deshalb die Wurzeln, dörrt sie und macht von ihnen in Form von Abkochung Gebrauch (25–30 Gr. auf 250 Gr. W.) gegen Verdauungsstörungen und Unterleibsstockungen.

**Magnesia** verbindet sich mit Säuren zu Salzen und ist als kohlensaure, milchsaure oder zitronensaure Magnesia erhältlich. Infolge dieser angegebenen Eigenschaften ist sie ein vorzügliches Mittel bei Säurebildung im Magen oder bei Vergiftungen durch Säure, wie Schwefelsäure, Salpetersäure, Salzsäure, Kleesäure u. a. Durch die schnelle Verbindung der Magnesia mit den genannten Säuren werden diese unschädlich gemacht. Die durch die Verbindung gebildeten leichtlöslichen Salze werden ins Blut übergeführt und durch den Darm ausgeschieden. In größeren Gaben wirkt die Magnesia abführend. Man gibt gebrannte Magnesia in Dosen von 0,5–2 Gr. in 1 Glas Wasser gegen Magenkrampf, Kolik, Blähungen, Sodbrennen und Erbrechen. Die kohlensaure Magnesia findet Verwendung zur Herstellung des in der Kinderpraxis viel benutzten Abführmittels. Dasselbe besteht aus 50 Teilen kohlensaurer Magnesia, 25 Teilen Fenchelölzucker und 10 Teilen Rhabarberwurzelpulver.

**Malve** oder **Stockrose** wird vielfach in Gärten kultiviert. In Betracht kommt die schwarze Malve. Malvenblütentee wirkt besonders schleimlösend und ist deshalb bei Katarrhen der Luftwege zu empfehlen. Anzuraten ist eine Mischung zu gleichen Teilen von Malvenblüten und Wollkraut. Der heiße Dampf von einer Malvenblütenabkochung erweist sich auch bei Ohrenleiden sehr wirksam.

**Malz** wirkt einhüllend, nährend, auflösend und befördert die Absonderungen. Man nimmt 100 Gr. geschrotetes Gerstenluftmalz auf 3 Liter Wasser und kocht letzteres bis zur Hälfte ein. Diese Abkochung bewährt sich bei Grind, Flechten, Milchschorf und anderen Hautkrankheiten und äußerlich als heilendes Wundwasser.

**Mandelmilch.** Man zerstößt 50 Gr. süße Mandeln in einem Mörser zu einer teigartigen Masse, setzt dann 1 Liter kaltes Wasser, etwas Rosenwasser und 15 Gr. Zucker hinzu und reibt die Masse wohl untereinander. Noch wohlschmeckender wird sie, wenn man einige bittere Mandeln mit dazu nimmt. Sie ist gelinde nährend, einhüllend, und man bedient sich ihrer bei zarten Personen, auch bei örtlichen, widernatürlichen Reizen in den Verdauungsorganen, bei hitzigen Wund- und Entzündungsfiebern, bei Auszehrung, Harnbeschwerden, Tripper.

**Manna.** Nur zarten Kindern gibt man dieselbe zum Abführen für sich allein in heißem Wasser oder Tee aufgelöst. Aeltere Personen bekommen sie in Verbindung mit Tamarinden, Sennesblättern Glaubersalz, Rhabarber.

**Maßliebchen, Gänseblümchen, Marienblümchen, Tausendschön,** eins der ersten Frühlingsboten und die Freude aller auf dem Anger spielender Kinder, besitzt nicht geringe Heilkräfte und ist für die leidende Menschheit von großem Nutzen. Es erweist sich außerordentlich wirksam bei chronischen Katarrhen der Luftwege, bei veraltetem Husten, Blutspeien und selbst bei Lungenschwindsucht. Man nimmt 100 Gr. frisches Maßliebchenkraut und 30 Gr. Zichorienwurzel, schneidet alles klein und übergießt die Teile mit 1½ Liter süßen Molken oder Fleischbrühe, läßt die Flüssigkeit 8–10 Stunden stehen, kocht sie dann auf und seiht sie ab. Von diesem Absud trinkt man längere Zeit morgens und abends ein Weinglas voll. Oder man übergießt die gereinigten Pflanzen mit heißem Wasser läßt das Ganze 8 Stunden stehen und preßt es dann aus. Die erhaltene Flüssigkeit versüßt man mit Honig oder Kandiszucker (1 Teil Honig, 4 Teile Flüssigkeit) und kocht sie dann bis zur Sirupdicke ein. Von diesem Sirup nimmt man morgens und abends 1–2 Kaffeelöffel voll.

**Meerrettichwurzel** wirkt reizend und auflösend, blasenziehend und hautrötend und ist gegen Skorbut, Wassersucht und Gicht zu empfehlen. Zur Vertreibung der Sommersprossen und Leberflecke kann man auch den frisch gepreßten Saft der Meerrettichwurzel mit Essig vermischen und des Abends die betreffenden Stellen damit bestreichen. (Vergl. auch: Blasenpflaster und hautrötende Mittel.)

**Meerzwiebel** ist ein besonders die Harnausscheidung günstig beförderndes Mittel und deshalb vorteilhaft bei Wassersucht zu empfehlen, vorausgesetzt, daß die Nieren sich nicht in einem gereizten Zustande befinden. Man macht von der Meerzwiebel als Aufguß Gebrauch (4 Gr. Meerzwiebel auf 120 Gr. W.). Von dem erhältlichen Meerzwiebelessig verabreicht man täglich 5–15 Gr. Mischt man 1 Teil dieses Essigs mit 2 Teilen gereinigtem Bienenhonig, so erhält man den Sauerhonig, welchen man bei Kindern in Gaben von 1–2 Teelöffel als Brechmittel oder als Lösungsmittel verabreicht.

**Melisse**, auch **Zitronenmelisse** oder **Immenkraut** genannt, enthält ätherische Oele, Bitterstoffe und Gerbsäure. Melissenblättertee wirkt infolgedessen erregend auf die Magenschleimhaut und zugleich auch krampfstillend. Man gibt deshalb den Melissentee bei Magenkrämpfen und gestörter Verdauung sowie bei allen nervösen Unterleibsbeschwerden, Bleichsucht, Hysterie und Migräne. Zum Teeaufguß nimmt man 20–25 Gr. Melisse auf 1 Liter Wasser. Eines sehr guten Rufes erfreut sich der sogenannte Karmelitengeist. Die Herstellung desselben ist folgende: ½ Kilo Melissenblätter, $^1/_5$ Kilo Zitronenschalen, ¼ Kilo Koriandersamen, je 80 Gr. Kardamomemsamen, Muskatnuß und Zimmetrinde werden in 2½ Liter 90% Weingeist und 5 Liter Quellwasser 12 Stunden geweicht, worauf man aus dem Ganzen 3 Liter abzieht. Man gibt von dem Karmelitengeist morgens und abends gegen die vorbenannten Leiden 2 Gr.; derselbe wirkt sehr erfrischend und belebend und ist deshalb auch bei Schwächezuständen, Ohnmachten, Erbrechen und nervösen Leiden zu empfehlen.

**Milchrahm** läßt sich im frischen, süßen Zustande anstatt jeder erweichenden Apothekersalbe äußerlich anwenden und zwar in allen den Fällen, wo innere Schmerzen, Krämpfe und heftige Anspannung der Fasern zu besänftigen sind.

**Mohnköpfe** sind, äußerlich angewandt, ein sehr gutes und schmerzstillendes Mittel. Die lauwarme Abkochung von Mohnköpfen (30–40 Stück auf ¼–1 Liter Wasser) wird zu krampfstillenden Klistieren und zu schmerzstillenden Einspritzungen in die Scheide benutzt. Auch bei Jucken an den weiblichen Geschlechtsteilen kann man die Abkochung in Form von Umschlägen und Einspritzungen anwenden.

**Molken** sind schwach nährend, gelind auflösend, Auswurf befördernd, verdünnend, kühlend, eröffnend. Ihre Anwendung finden sie bei Blutspucken, angehender Lungensucht, Brustwassersucht, bei Herzkrankheiten, bei Hämmorhoidalbeschwerden, bei Nervenkrankheit; die Gabe ist 1–1½ Liter tassenweise des Tags. Aeußerlich kommen sie zum Umschlag gegen Verbrennungen.

Man bereitet die Molken, indem man die Milch, die vor einigen Stunden gemolken worden ist, abrahmt und dann mit einem Zusatz welcher den käsigen Teil derselben zum Gerinnen bringt, aufsiebt. Zu dem Zwecke wird auf jedes Pfund Milch 1½ Gr. Weinsteinrahm, oder 10 Gr. Essig oder 1½ Gr. Zitronensaft oder Alaun ec. zugesetzt. Man läßt alsdann die Milch einigemale aufwallen, seihet sie darauf durch ein reines Tuch, um den geronnenen Käse davon abzusondern. Jetzt wird das Weiße von einem Ei zu Schaum geschlagen, mit der Molke vermischt und das Ganze unter vielem Umrühren zum Aufsieden gebracht, worauf die Flüssigkeit durchgeseihet wird.

**Natronverbindungen.** Das Natron ist eine Verbindung aus Sauerstoff und Natrium und geht seinerseits wieder mit verschiedenen Säuren Verbindungen ein. Solche sind das Kochsalz (Chlornatrium), das kohlensaure Natron, oder die Soda, das schwefelsaure Natron oder Glaubersalz, das salizylsaure Natron u. a. Das kohlensaure Natron findet Anwendung bei Magenkatarrh, Magenkrampf, Kolik und überhaupt bei der Säurebildung. Man verabreicht es in Pulverform messerspitzenweise mit der gleichen Menge Fenchelzucker oder besser in Lösungen als Sodawasser. Bei Blähungen und sonstigen Magenaffektionen macht man gerne von dem aus kohlensauren Natron und Weinsteinsäure bestehenden Brausepulver Gebrauch. – Das schwefelsaure Natron, das bekannte Glaubersalz, ist als Abführmittel viel begehrt. Man nimmt es in Gaben von 15–30 Gr. in Wasser gelöst, welchem man zwecks Geschmacksverbesserung etwas Zucker oder Zitronensaft zusetzt. Das schwefelsaure Natron bildet auch einen Bestandteil des Karlsbader Salzes.

**Nelkenwurz,** auch **Benedektinerkraut** genannt, kommt überall an Hecken, Gräben, Wald- und Wegrändern wild vor. Die Wurzel dieser Pflanze hat einen gewürzig bitteren und herben Geschmack. Sie enthält Gerbstoffe, ätherisches Oel und Salze und wirkt zusammenziehend. Man wendet sie als Wasser- und Weinaufguß an gegen Blut- und Schleimflüsse sowie gegen Wechselfieber.

**Nelkenöl** wird aus den Gewürznelken hergestellt. Es verflüchtigt sehr schnell, wirkt erfrischend und belebend. Man wendet es als Riechmittel bei Schwächezuständen und Ohnmachtsanfällen an, ferner als Einreibung bei nervösem Kopfweh. Auf Watte geträufelt und in den hohlen Zahn gesteckt, benutzt man es als stillendes Mittel bei Zahnschmerzen.

**Oelemulsionen.** Unter Emulsionen versteht man die Flüssigmachung von sonst im Wasser unlöslicher Körper durch Zusatz von Eidotter oder Gummischleim. Die Emulsionen sind fast durchweg schmerz- und reizlindernd und einhüllend. Wir empfehlen folgende:

*Bei Darmkatarrh*, besonders des Dickdarms: 30 Gr. Rizinusöl, 7½ Gr. arabischer Gummi, 180 Gr. W., 2 Gr. Opiumtinktur und 15 Tropfen Chloroform;

*bei Blasenleiden* und auch bei Schmerzzuständen des Darmes: 25 Gr. zerstoßener Mohnsamen, 3 Gr. Bittermandelwasser und 25 Gr. Mandelsirup, oder 20 Gr. Mandel- oder Leinöl, 10 Gr. arabischer Gummi, 150 Gr. Orangenblütenwasser, 50 Gr. Mandelsirup; oder: 10 Gr. Perubalsam, 5 Gr. arabischer Gummi, 150 Gr. W., 20 Gr. Mandel- oder Mohnsirup;

*bei Tripper* mit starken Reizzuständen der Harnröhre und Blase: 20 Gr. Kopaivbalsam, 10 Gr. arabischer Gummi, 150 Gr. W., 5 Gr. Gewürztropfen, 25 Gr. Balsamsirup.

**Opium** ist in der Heilkunde sehr begehrt. Es wird aus dem Saft der unreinen Mohnköpfe gewonnen. In größeren Gaben wirkt es betäubend; als Heilmittel wendet man es an gegen Schlaflosigkeit, nervöse Aufregung, Krämpfe und Schmerzen. In Pulverform soll die zu verabreichende Dosis nicht 0,05 Gr. übersteigen. Leichter und angenehmer anzuwenden ist die Opiumtinktur. Man gibt von derselben 5–15 Gr. je nach dem Grade der vorhandenen Schmerzen. Gegen Durchfall ist besonders folgende Mischung zu empfehlen: Opiumtinktur, Baldriantinktur und Gewürztropfen zu gleichen Teilen; man nimmt von dieser Mischung 15–30 Tropfen. Aeußerlich wendet man die Opiumtinktur als Zahntropfen (auf Watte geträufelt und in den hohlen Zahn gesteckt) und im Klistier (3–10–15 Tropfen, am besten in Stärkelösung) gegen Darmkatarrhe an. Opium ist auch ein Bestandteil des Dover'schen Pulvers, das mit Vorliebe gegen den Durchfall Anwendung findet.

**Opodeldok** besteht aus 40 Gr. venetianischer Seife, 80 Gr. weißer Seife, welche in ½ Liter Weingeist aufgelöst und filtriert wird, je 5 Gr. Lavendel- und Rosmarinöl, 20 Gr. Aetzammoniakflüssigkeit und 10 Gr. in Alkohol aufgelöstem Kampfer. Das genannte Mittel wird sehr viel und auch mit Erfolg bei Einreibungen bei Gliederschmerzen, Rückenschmerzen und Hüftweh angewandt.

**Petersilie.** Man benutzt von dieser Pflanze Kraut, Wurzel und Samen. Das frische Kraut, ganz oder gequetscht, wirkt zerteilend und schmerzstillend, man macht von demselben Gebrauch bei Drüsenverhärtungen, Milchknoten, Insektenstichen, Hautflecken und Sommersprossen. Petersilienabkochungen – man verwendet dazu Wurzel, Blätter und Samen – wirken harntreibend und finden Anwendungen bei Wassersucht. Der pulverisierte Same wird auch zur Vertreibung von Kopfläusen benutzt.

**Pfeffer, schwarzer,** wirkt stark reizend, erhitzend, magenstärkend und appetitanregend. Man wendet ihn deshalb an bei schwacher Verdauung, Appetitlosigkeit, Blähungsbeschwerden, Erbrechen, Wechselfiebern und Skrofeln. Man nimmt ihn am besten morgens nüchtern, und zwar 5–10 Körner. Aeußerlich wendet man den Pfeffer auch wohl als hautrötendes Mittel an. Bei Zahnschmerzen wird oft Linderung erzielt, wenn man ein Pfefferkorn in den hohlen Zahn steckt. Bei Zungenlähmung erweist sich das Kauen von Pfefferkörnern wirksam. Fein gemahlener Pfeffer in die Haare gestreut vertreibt das Kopfungeziefer.

**Pfefferminze** wirkt flüchtig reizend, krampfstillend und erhitzend, befördert die Verdauung, beseitigt Blähungen und begünstigt die Schweißabsonderung. Man gebraucht sie bei Schwäche der Verdauungsorgane, bei Magendrücken, Kolik, Durchfall, Krämpfen, Hysterie, Hypochondrie, Kopfschmerzen und zur Beförderung der Menstruation. Zum Teeaufguß, welchen man tassenweise trinkt, nimmt man 15 Gr. auf 200 Gr. Wasser. Pfefferminzwasser und Pfefferminzkügelchen sind bei Verdauungsstörungen und Leibweh von guter Wirksamkeit.

**Pomeranzen.** Aus den Pomeranzenblüten bereitet man durch Aufguß von 1/8 Liter Wasser auf zwei gestrichene Teelöffel voll Blüten einen angenehm schmeckenden Tee, der mit gutem Erfolge gegen Leibschmerzen, Kolik, Magenkrampf und Appetitlosigkeit angewandt wird. In gleicher Weise wirken auch die Pomeranzenschalen, die neben ätherischem Oel noch einen Bitterstoff enthalten, durch welche beiden Stoffe die Verdauung angeregt wird. Man gibt die Pomeranzenschalen in Pulverform zu ½–1 Gr. oder im wässerigen oder weinigen Aufguß (4 Gr. Schalen auf 200 Gr. W.). Bei Verdauungsschwäche und Unterleibsstörungen ist eine Mischung aus Pomeranzenschalen und Baldrianwurzel zu empfehlen, noch mehr das in den Apotheken erhältliche Pomeranzenelixier, welches aus 6 Teilen Pomeranzenschalen, 2 Teilen Zimmt, 1 Teil kohlensaurem Kali in 50 Teilen Xereswein besteht, wozu noch je 1 Teil Fieberklee, Enzianextrakt, Absinthextrakt und Kaskarillenextrakt kommt. Die Pomeranzenpräparate würden weit mehr im Gebrauch sein, wenn dieselben nicht so teuer wären.

**Quassiaholz** und **Quassiarinde** enthalten viel scharfen, die Verdauung befördernden und die Magentätigkeit erregenden Bitterstoff. Man wendet deshalb dieses Mittel bei jeder Magen- und Verdauungsschwäche an, gleichviel ob es sich um eine selbständige Magenaffektion oder um eine solche als Begleiterscheinung anderer Krankheiten handelt. Man benutzt sowohl das Holz wie die Rinde im wässerigen oder weinigen Aufguß, wozu man auf 5 Gr. Quassia etwa 150 Gr. Wasser oder Wein gebraucht.

**Quecke.** Dieses allbekannte und von Landwirten nicht gern gesehene Unkraut enthält viele Nährstoffe und daneben einen großen Teil, zuweilen über 20 % Mannazucker. Letzterer verleiht der Quecke eine einhüllende, gelindlösende und die Schleimabsonderung befördernde Wirkung. Auch begünstigt die Quecke die Harnabsonderung. Zur Verwendung kommen Abkochungen und Einkochungen. Zu ersteren nimmt man 30–60 Gr. Wurzeln und kocht sie eine Viertelstunde in ½ Liter Wasser, seiht die Flüssigkeit ab und trinkt von derselben täglich 3x1 Tasse. Zu einer Einkochung nimmt man auf 150 Gr. Wurzel auf 1 Liter Wasser, kocht die Wurzeln ganz weich, seiht den Saft ab und kocht ihn zum Sirup ein. Von diesem nimmt man täglich 4–6 Gr. Man gebraucht den Queckentee sowohl wie den Queckensirup bei

Unterleibsstockungen, Brustverschleimungen, Leber- und Milzanschwellungen, Hämorrhoidalleiden und als harntreibendes Mittel bei Wassersucht.

**Rainfarn** ist ein allgemein bekanntes, an Wegrändern, Ufern und unbekannten Stellen vorkommendes Unkraut. Die Pflanze enthält ätherisches Oel, Bitterstoff und Gerbsäure. Die Blütenköpfe sind mehr ölhaltiger, die Früchte und Blätter haben mehr Bitterstoff aufzuweisen. Die genannten Pflanzenteile wirken anregend auf die Verdauung, Haut- und Nierentätigkeit. Man macht von dem Rainfarn Gebrauch in Form von Abkochung (10–15 Gr. auf 200 Gr. W.) gegen Verdauungsstörungen, Wassersucht und Wechselfieber. Der Same und die gepulverten Blütenköpfe wirken wurmtreibend. Man gibt Kindern morgens nüchtern und abends 2 bis 4 Gr., Erwachsenen 5–8 Gr. in irgend einem einhüllenden, den bitteren Geschmack verdeckenden Mittel. Das Rainfarnöl, welches man aus den Blättern und Blüten bereitet, ist gut zur Einreibung bei Rheumatismus und Gliederreißen sowie als Heilmittel bei Wunden und Geschwüren.

**Rettich** ist gelind reizend. Er wird daher zur Beförderung der Verdauung und zur Verminderung des Schleims in den Verdauungsorganen als Dessert genossen. Er macht ferner Appetit zum Trinken. ausgepreßter Rettichsaft, jeden Morgen ein Eßlöffel voll genommen, ist ein recht gutes Mittel gegen Brustverschleimung.

**Reis** ist als Nahrungsmittel von hohem Nährwert bekannt. Der Reisschleim hat reizmildernde, einhüllende und stopfende Eigenschaften. Man wendet ihn deshalb mit bestem Erfolge bei Durchfall und Darmkatarrh an. Der aus den Reiskörnern gewonnene Reispuder ist als Streupulver bei nässenden Flechten pp. bekannt.

**Rhabarber** wirkt tonisch, auflösend, purgierend. Er findet seine besondere Anwendung bei Schwäche der Verdauungsorgane, bei Krankheiten der Leber, bei allgemein muskulöser Schwäche, Schleimflüssen, als Digestiv- und Abführmittel. – Das Pulver wird gewöhnlich zu 2–5 Decigramm verordnet. – Die wässerige Rhabarbertinktur wird bereitet, indem man 50 Gr. in dünne Scheiben zerschnittenen Rhabarber und 10 Gr. kohlensaures Kali mit ½ Liter kochendem Wasser durch 12stündige Digestion auszieht und der Durchseihung etwas Zimmtwasser zumischt. Man wendet sie an bei Säure, ruhrartigen Stühlen, Brechdurchfällen. Kinder nehmen alle 3–4 Stunden 15–30 Tropfen, um Laxieren zu erregen, 1 Teelöffel voll. Für Erwachsene ist die Gabe 1½–3 Gr. – Die weinige Rhabarbertinktur bereitet man, indem man 60 Gr. Rhabarber, 15 Gr. Pomeranzenschalen, 10 Gr. Kardamomen mit 1 Liter Malagawein digeriert und nach dem Auspressen 15 Gr. Alantextrakt und 100 Gr. Zucker zusetzt. Kindern, die an Magenschwäche leiden, bekommt diese Tinktur, zu 20–30 Tropfen täglich einigemale genommen, sehr gut.

**Rizinusöl,** „siehe Abführmittel“.

**Sago** ist leicht verdaulich, gut nährend und nicht erhitzend. Er wird in Abkochung (als Sagosuppe) als diätetisches Mittel in auszehrenden Krankheiten mit Recht benutzt. 25–30 Gr. ausgelesener, mit kaltem Wasser abgequirlter Sago wird mit 1 Liter Wasser, Fleischbrühe oder Wein bis auf ¾ Liter eingekocht; am Schlusse gibt man noch etwas Zitronensaft zu.

**Salbe, Eiterung befördernde.** Man nehme je 50 Gr. gelbes und weißes Wachs, 100 Gr. in Asche gebratene Zwiebeln, 100 Gr. Honig und 30 Gr. schwarze Seife, koche alles gelind zusammen, bis alle Feuchtigkeit abgedampft ist und rühre alles gut durcheinander, bis die Masse kalt und fest ist.

**Salbei** wird bei uns seiner heilenden Eigenschaften wegen viel in Gärten angebaut. Die Blätter sind sehr reichhaltig an Gerbstoff und wirken deshalb stark zusammenziehend. Zu einem Salbeiaufguß nimmt man auf 8–10 Gr. Blätter 125–150 Gr. Wasser. Man wendet denselben innerlich an gegen starke und abmattende Schweiße bei fieberhaften und typhösen Krankheiten bei Erschlaffung der Eingeweide, übermäßigem Monatsfluß und zur Verminderung der Milchabsonderung. Aeußerlich bedient man sich des Salbeiaufgusses zum Gurgeln und Ausspülen des Mundes bei Schwämmchen, Kehlkopfverschleimungen, verdorbenem und schwammigem Zahnfleisch und auch bei Mundfäule.

**Salepwurzel** zeichnet sich durch ihren hohen Gehalt an Stärkemehl und Wurzelschleim aus und hat infolgedessen nicht nur nährende, sondern auch reizmildernde und einhüllende Eigenschaften. Die Salepwurzel findet Gebrauch als Abkochung (2 Gr. Salep auf 400 Gr. Wasser) gegen Atrophie, Durchfall, Ruhr, Harnzwang, Katarrh, Heiserkeit und trockenen Husten. Den Salepschleim benutzt man als Nahrungsmittel bei schwachen Kindern, die ohne Mutterbrust aufgezogen werden.

**Salicylsäure** wird wegen ihrer ausgezeichneten fäulniswidrigen und pilztötenden Wirkung allgemein bei der Behandlung von eiternden Wunden und zur Bereitung von Verbandmitteln sowie zur Einspritzung bei übelriechendem Nasenschleim, Ohrenlaufen und Scheidenfluß verwendet. Auch als Gurgelwasser bei übelriechendem Atem, Zahn- und Mundgeschwüren tut die Salicylsäure gleich gute Dienste. Bekannt ist ferner ihre schweißhindernde und schweißabsorbierende sowie schmerzstillende Eigenschaft. Aus letzterem Grunde findet sie auch viele Anwendung bei Rheumatismus und Gliederreißen. Zum innerlichen Gebrauch gegen Diphtheritis, Darmkatarrh, Fieber, Magengeschwüre pp. gibt man dem salicylsauren Natron vor der reinen Salicylsäure den Vorzug.

**Salmiak** wirkt schleimlösend und befördert den Auswurf. Er findet daher seine Anwendung bei allen denjenigen Erkrankungen der Luftwege, bei welchen der Auswurf stockt, besonders beim chronischen Luftröhrenkatarrh. 3, 4 oder 5 Gr. Salmiak werden in 150 Gr. Wasser gelöst. Zur Verbesserung des Geschmacks setzt man etwas Lakritzensaft zu. Von dieser Lösung gibt man dem Kranken alle 2 Stunden 1 Eßlöffel voll. Sehr angenehm zu nehmen und auch nicht unwirksam sind bei trockenem Husten die in jeder Drogerie erhältlichen Salmiakpastillen.

**Salmiakgeist** wirkt durchdringend, flüchtig, schweißtreibend und krampfstillend. In Verbindung mit Rosmarinöl und starkem Weingeist erweist er sich als ein stark reizendes und belebendes Mittel bei Schwächezuständen, Ohnmachten und Scheintod. Bähungen von Salmiakgeist und heißem Wasser sind bei Lähmungen, Steifheit der Gelenke und Rheumatismus zu empfehlen.

**Salzsäure** gibt man innerlich in einer ½–1½ % Lösung gewöhnlich mit Himbeersirup bei fieberhaften Krankheiten als kühlende und durststillende Medizin. Wo außerdem eine allgemeine Hebung und Stärkung der Verdauungstätigkeit beabsichtigt ist, da gibt man täglich 4x 12–15 Tropfen Salzsäure in einem Glas Zucker- oder Zitronenwasser.

**Sassafras.** Holz und Rinde dieser unter vorstehendem Namen bezeichneten Lorbeerart wirken harn- und schweißtreibend und bilden einen Bestandteil aller bekannten Blutreinigungsmittel. Man verwendet die Abkochungen von Sassafras bei syphilitschen Krankheiten, bei flechtenartigen Hautausschlägen, Skrofeln, Wassersucht, Gicht und Rheumatismus.

**Sassaparillenwurzel** hat dieselben Wirkungen und Eigenschaften wie das vorige Mittel und kommt deshalb auch gegen die gleichen genannten Krankheiten zur Anwendung.

**Schachtelhalm** kommt in verschiedenen Arten vor, welche alle mehr oder weniger heilende Eigenschaften besitzen. Für uns kommt hauptsächlich der Ackerschachtelhalm in Frage, welcher sich vorzugsweise auf sandigen, aber leichten Aeckern findet und auch unter dem Namen Zinnkraut oder Duwoke bekannt ist. Die fadenförmigen unfruchtbaren Stengel des Schachtelhalmes haben einen salzigen Geschmack und wirken zusammenziehend und harntreibend. Man macht von dem Schachtelhalm als Tee Gebrauch und nimmt dazu 4–6 Gr. (aber nicht mehr) Kraut auf 500 Gr. Wasser. Kinder nehmen von diesem alle zwei Stunden 2–3 Eßlöffel voll, Erwachsene eine Tasse. Der Schachtelhalmtee erweist sich sehr wirksam gegen Blasen- und Nierenleiden, gegen Wassersucht und innere Blutungen. Bei starkem Nasenbluten empfiehlt es sich, von dem Tee ab und zu einen Teelöffel voll durch die Nase zu ziehen.

**Schafgarbe** ist eins der bekanntesten und vorzüglichsten Hausmittel. Die Pflanze hat einen hohen Gehalt von ätherischem Oel, Bitterstoff und Gerbstoff aufzuweisen und wirkt infolge dieser reizend, blähungtreibend, gelind, stärkend und krampfstillend. Man verabreicht die Schafgarbe als Teeaufguß und nimmt 20–30 Gr. Kraut und Blüten, brüht sie mit ¾ Liter Wasser ab und läßt den Tee einige Minuten ziehen. Man trinkt von demselben täglich 21 Tasse. Der Schafgarbentee bewährt sich bei Verdauungsschwäche, Magen- und Darmkatarrh, bei Durchfall und nervösem Magenschmerz, bei Hämmorhoidalblutungen, bei Wechselfieber, bei starkem Monatsflusse und bei asthmatischen Beschwerden. Schafgarbentee mit Honig vermischt ist ferner ein vorzügliches Mittel bei Influenza. Der frisch gepreßte Saft der Schafgarbe wird häufig in Verbindung mit Löwenzahn, Erdrauch und Kresse als Frühlingskur bei Unterleibskrankheiten gebraucht.

**Schokolade.** Die von ihrer Schale befreiten Kakaobohnen werden in einem gelind zu erwärmenden Mörser zu einem ganz feinen Teig gerieben, der, in blecherne Formen gegossen, nach und nach eine harte Masse bildet, welche einfache oder Gesundheitsschokolade genannt wird. Auf 30 Gr. gestoßene Gesundheitsschokolade gießt man 120 Gr. kochendes Wasser oder Milch. Man wendet sie an bei verschiedenen asthenischen Krankheiten, hektischen Fiebern, nach Samen- und Blutverlusten, chirurgischen Operationen, bei angreifendem Stillen, nach anhaltenden Nachtwachen, Strapazen. Zu bemerken ist, daß sie bei schwächlichen, reizbaren, zur Verstopfung geneigten Personen nur mit Vorsicht gebraucht werden darf, indem sie leicht Vollheit, Sättigung und Kongestionen verursacht.

**Schöllkraut** ist von besonders günstigem Einfluß auf die Absonderung der Unterleibsorgane und auf die Ausdünstung der Haut. Es findet daher Verwendung bei Leberanschwellungen, Wassersucht und chronischen Hautausschlägen. Man gibt das Schöllkraut als Extrakt, und zwar täglich ½–1 Gr. Der frische, milchige Saft des Schöllkrautes, an welchem dieses überaus reich ist, hat eine scharfe, beißende und ätzende Wirkung und ist allgemein als warzenvertreibendes Mittel bekannt.

**Schweißtreibende Mittel** heißen diejenigen Arzneimittel, welche die Hautausdünstung mehr oder weniger sichtbar verstärken. Sie sind allgemein flüchtige und anhaltende Reizmittel. Die verstärkte Ausdünstung ist eigentlich die Folge der durch sie veranlaßten Ueberreizung. Ihre Anwendung erfordert Vorsicht. Bei Krankheiten, wo erhöhte Tätigkeit der Organe stattfindet, sind sie, der

Spiritus Mindereri ausgenommen, nicht anwendbar, bis wenigstens die größte Tätigkeit so weit gemäßigt ist, daß die Reizung ohne Schaden vorübergehen und alsdann die natürliche Ausleerung eintreten kann. Bei Krankheiten, wo gesunkene Energie oder Schwäche der Organe stattfindet, sind sie nur da anwendbar, wo durch die Erschlaffung der Gefäße die Hautausdünstung unterdrückt worden, und um diese wieder herzustellen, muß jede stärkere Ausdünstung mehr oder weniger nachteilig werden, weil dadurch die Schwäche vermehrt wird. Die Wirkung der schweißtreibenden Mittel wird um vieles befördert durch warmes Verhalten und häufiges Trinken eincs warmen Getränks. – Zu denjenigen Reizmitteln, welche am meisten zur Beförderung der Hautausünstung im Gebrauch sind, gehören der Fliedertee, am zweckmäßigsten in Verbindung mit Fliedermus, Lindenblütentee, schwarzer Kaffe, Kamillentee, Klettenwurzeltee, Wacholdertee, Sassafrasholz und Sassaparilla und Spiritus mindereri.

**Seife.** Als Heilmittel kommt vorzugsweise nur die medizinische und venetianische aus Fett und Natron hergestellte Seife in Betracht. Man gebraucht dieselbe zu 3–5 Gr. als Pillen oder als Auflösung in weichem Wasser bei Milchdrüsengeschwülsten, bei Harnverhaltung und bei Vergiftungen, z. B. mit Arsenik. Aeußerlich wendet man die Seife, mit warmem Wasser zu Brei verrührt, als Umschlag bei verhärteten Geschwülsten, Milchknoten und Brustdrüsenentzündungen an. Zum Waschen bei Krätze ohne Krusten, Steifigkeiten und Quetschungen der Gelenke bedient man sich auch der gewöhnlichen Kalischmierseife. Als Stuhlzäpfchen bei hartnäckiger Verstopfung tut Seife die ersprießlistchen Dienste.

**Seifenkraut,** oder auch als **Hundsnelke** bezeichnet, enthält in der Wurzel nicht unbedeutende Mengen an Schleim, Saponin und Bitterstoff. Die Wurzel wirkt auflösend, befördert die Schleimabsonderung und hebt die Tätigkeit des Drüsen- und Lymphsystems. Seifenwurzeltee sowie der Seifenkrautsaft, von welchem man täglich 4x5 Gr. nimmt, eignen sich recht gut bei Leberstauungen, bei Gelb- und Wassersucht, bei Blutstauungen in den Unterleibsvenen, ferner bei veraltetem und trockenem Husten, bei Gicht, Rheumatismus und chronischen Hautausschlägen.

**Seifenspiritus** besteht aus 1 Teil venetianischer Seife, 1 Teil Lavendelöl oder Rosenwasser und 3 Teilen rektifiziertem Weingeist. Der Seifenspiritus ist sehr dienlich bei Verstauchung und anderen äußerlichen Verletzungen, ausgenommen sind Brandschäden. Doch ist es besser, im Anfange bei Quetschungen, so lange noch starker Reiz vorhanden ist, Wein oder Essig mit Wasser anzuwenden, in welch' letzerem man zuvor etwas Kochsalz auflöst. In der Folge aber ist der Seifenspiritus ein probates Mittel, die entzündungslose Geschwulst zu zerteilen und die Teile zu stärken. Durch Zusatz von etwas Kampfer (1 : 4) wirkt der Seifengeist noch mehr auflösend, während er durch Zusatz von Rosmarinöl an Stärke und Schärfe gewinnt.

**Senf, weißer,** befördert, in nicht zu großen Gaben genommen, die Verdauung und ist deshalb mehr als diätetisches Mittel, weniger als arzneiliches, bei Verdauungsschwäche, Hartleibigkeit und Blähungen zu empfehlen. Ausgezeichnet ist seine Wirkung äußerlich bei typhösen Fiebern, Blutflüssen, Krämpfen, Asthma, männlichem Unvermögen, verhärteten Bubonen, Lähmung, schwarzem Star, Taubheit u. dergl. – Zum äußern Gebrauche ist er anwendbar 1) in Pulverform (s. Senfteig, Senfpflaster); 2) im Aufguß mit Wasser oder Weinessig, welchen man zum Gurgelwasser bei Lähmungen der Zunge und zu reizenden Arm- und Fußbädern, bei asthmatischen Beschwerden benutzen kann; 3) als Salbe (100 Gr. Senfmehl, 15 Gr. Mandelöl mit einer hinreichenden Menge Zitronensaft vereinigt) gegen Leberflecke und Sommersprossen.

**Senfteig** und **Senfpflaster,** siehe „Blasenpflaster“.

**Spanischfliegenpflaster,** siehe „Blasenpflaster“.

**Spiritus.** Zu Einreibungen, in der verschiedensten Menge mit einander verbunden, gewöhnlich jedoch zu gleichen Teilen werden gebraucht: Kampferspiritus, Ameisen-, Wacholder-, Lavendel-Spiritus, Melissengeist, Karmelitergeist, Senfspiritus. (Bei Rheumatismus, Lähmungen, Nervenschmerzen, Gefühlslosigkeit, Frostbeulen, Reißen.) Zu stärkenden Bädern werden häufig zugesetzt (und zwar in einer Gabe von 60–120 Gr. auf das Bad) Kalmus-, Seifen-, Quendel-Spiritus.

**Spiritus Mindereri,** verdünnte, essigsaure Ammoniakauflösung. Essigsalmiak wirkt schweißtreibend, befördert in großer Gabe den Stuhlgang und wird in allen den Fällen angewendet, wo es darauf ankommt, bei nicht entzündlicher Krankheitsanlage oder Körperbeschaffenheit durch Verstärkung der Hauttätigkeit die Transpiration bis zum Schweiße zu steigern, also in katarrhalischen, rheumatischen Fiebern, zur Erleichterung des Ausbruchs hitziger Hautausschläge oder zur Wiederhervorrufung im Fall eines Zurücktrittes derselben, bei akuter Wassersucht u. s. w. Die Gabe ist 2–20 Gr. täglich. Gewöhnlich läßt man ihn mit Fliedertee oder auch in Mixturen nehmen und vermischt ihn mit andern diaphoretischen Mitteln, z. B. mit Spießglanzwein oder Brechwein. Aeußerlich bedient man sich des Spiritus Mindereri zu Gurgelwassern, Einreibungen und Waschungen.

**Spitzwegerich** ist eine Abart des an Wegen und Triften häufig vorkommenden Wegerichs, welcher auch unter dem Namen Wegwart oder Wegkraut bekannt ist. Der Spitzwegerich ist ein vorzügliches Heilmittel bei trockenem Husten, Luftröhrenverschleimung und chronischen Katarrhen. Besonders ist er wegen seines nicht belästigenden Geschmackes für Kinder geeignet. Der Spitzwegerichtee ist ein gutes blutreinigendes Mittel und deshalb mit Vorteil in allen denjenigen Krankheiten anzuwenden, die auf eine mangelhafte Qualität des Blutes zurückzuführen sind, wie Skrofeln, Hautausschläge pp. Bei Erkrankungen der Luftwege bedient man sich am vorteilhaftesten des Spitzwegerichsaftes. Die sauber gereinigten Blätter werden mit einem Wiegemesser fein gewiegt, in ein sauberes, lockeres Leinentuch getan und ausgepreßt. Den erhaltenen Saft vermengt man mit der gleichen Menge Honig, kocht die Mischung etwa eine halbe Stunde lang und füllt die nunmehr sirupartige Flüssigkeit in Flaschen, die man gut verschließt und kühl aufbewahrt. Von diesem Saft gibt man bei Husten, Heiserkeit pp. täglich 3x 1–2 Eßlöffel voll.

**Stärkemehl** ist größtenteils äußerlich in Gebrauch als Schleim ersetzendes, anhaltendes und verstopfendes Mittel bei hartnäckigen Durchfällen und Ruhren als Klistier, zu welchem für Erwachsene 1½ Gr. Stärke hinreichend ist. Man läßt die Stärke erst mit etwas kaltem Wasser anrühren und gießt dann einen Teil kochenden Wassers, auch wohl Kamillen- oder Fliedertee darauf, wozu man gern einige Tropfen Opiumtinktur setzt. – Ratsam ist es immer, zu denjenigen Klistieren, welche anhalten und eine Weile im Darmkanale bleiben sollen, nur eine geringe Quantität Flüssigkeit zu wählen, die Spritze nur halb anzufüllen (bei Kindern ist eine Teetasse voll schon hinlänglich), um nicht durch das größere Volumen den Darmkanal mechanisch auszudehnen, Ausleerungen hervorzubringen und die Wirkung des Klistiers unnütz zu machen.

**Stiefmütterchen,** siehe „Freisamenkraut".

**Stopfende Mittel** sind angezeigt, sobald die Durchfälle eine heftige Form annehmen und den Organismus derartig schwächen, daß damit ein stetiger Verfall der Kräfte einhergeht. Daß neben den stopfenden Mitteln auch Bedacht auf eine zweckentsprechende Diät zu nehmen ist, gilt als selbstverständlich. In Betracht kommen schleimige Getränke von Haferflocken, Gerstengraupen und Reis, ferner schwarzer Kaffee. Von stärkender Wirkung sind: Eichenrindentee, Eichelkaffee, heißer Rotwein mit Zimmt und Nelken. Von medizinischen Mitteln sind zu nennen: Opiumtinktur und weinige Rhabarbertinktur. Von ersterer gibt man zweistündlich 2–4 Tropfen in einem Eßlöffel voll Salepabkochung, von der Rhabarbertinktur täglich 3 mal 30 Tropfen in warmem Tee. Kinder erhalten die Hälfte der angegebenen Quantitäten.

**Süßholzwurzel** (Lakritzen) wirkt einhüllend, erweichend, auflösend und befördert den Auswurf. Man wendet sie gewöhnlich in Verbindung mit Salmiak und Arnikablüten bei leichteren entzündlichen und katarrhalischen Affektionen an. Wegen ihres süßen Geschmacks findet sie vielfach Verwendung zur Geschmacksverbesserung von Pulvern und Mixturen.

**Tamarinden** gehören zu den kühlenden und leichteren abführenden Mitteln. Die Früchte werden entkernt und als Abkochung gegeben, wozu man 50 Gr. auf ¾ Liter Wasser nimmt. Zu gleichem Zwecke wendet man auch Tamarindenmolken und Tamarindenmus an. Letzteres wird vor dem Gebrauch in Wasser aufgelöst.

**Tausendgüldenkraut,** auch Erdgalle oder Biberkraut genannt, ist ein bei uns allgemein vorkommendes Waldgewächs, das einen hohen Gehalt an Bitterstoff besitzt und vermöge dessen magen- und verdauungsstärkende Wirkung hat. Es findet seine Anwendung bei Magenschwäche, Säure im Magen, Blähungen, bei Blutstockungen und Wechselfiebern. Man gibt dies Mittel als Tee (10 Gr. auf 200 Gr. W.) und läßt von demselben morgens nüchtern und abends je 1 Tasse trinken, Die Kur ist 2–3 Wochen hindurch fortzusetzen.

**Tee** ist ein gutes diätetisches und den Spirituosen entschieden vorzuziehendes Heilmittel bei mancherlei Beschwerden, z. B. nach Magenüberladungen, Erkältungen, nach starken körperlichen und geistigen Anstrengungen. Der Tee befördert die Verdauung, die Hauttätigkeit und wirkt anregend und erfrischend. Am häufigsten werden die chinesischen Teesorten als Genußmußmittel verwandt, doch ist es unzweifelhafte Tatsache, daß bei zu häufigem und zu starkem Gebrauch des chinesischen Tees sich Folgen bemerkbar machen, die entschieden als schädliche bezeichnet werden müssen. Solche sind: Verdauungsschwäche, mangelhafte Blutbereitung, Herzklopfen und Nervenerschlaffung. Wir sind deshalb, offen gestanden, Gegner des chinesischen Tee und ziehen andere und aus heimischen Kräutern bereitete Teegetränke vor. Wir lassen in nachstehendem eine Anzahl der bewährtesten Teezusammensetzungen folgen und bemerken noch, daß in der Regel 1 Eßlöffel voll Tee auf 3 Tassen Wasser zu berechnen ist.

*Brusttee:* Eibischwurzel, Huflattigblätter, Klatschrosen, Süßholzwurzel zu je 30 Gr., Anis zu 10 Gr., oder: Eibischwurzel, Wollkrautwurzel, Süßholzwurzel zu je 30 Gr., Fenchel zu 10 Gr.

*Koliktee:* Pfefferminzblätter, Melissenblätter zu je 20 Gr., Pomeranzenblätter zu je 10 Gr., Stern-Anis, Fenchel zu je 4 Gr.

*Abführtee:* Sennesblätter, Faulbaumtee zu je 20 Gr., Fliederblüten zu 30 Gr., Süßholzwurzel zu 10 Gr., schwefelsaures Natron 20 Gr.

*Schweißtreibender Tee:* Wacholderbeeren zu 30 Gr., Petersiliensamen, Liebstöckelwurzel, Hauhechelwurzel zu je 15 Gr.

*Tee bei Blasenkatarrh:* Bärentraubenblätter zu 30 Gr., Hanfsamen und Leinsamen zu je 15 Gr.

*Tee gegen Skrofeln:* Walnußblätter zu 40 Gr., Sennesblätter, Pfefferminze zu je 10 Gr., Stiefmütterchenkraut zu 20 Gr.

**Teer** enthält als wirksamen Bestandteil das Kreosot, das wegen seiner blutstillenden und pilztötenden Eigenschaften als Heilmittel viel in Gebrauch steht. Die innere Anwendung des Teers als Teerwasser ist heute nicht mehr gebräuchlich, dagegen ist der äußerliche Gebrauch des Teer als Einreibungsmittel bei den verschiedensten Hautkrankheiten ein weitverbreiteter, und das ganz mit Recht. Am meisten Verwendung findet der Birkenteer, entweder für sich allein oder in Verbindung mit anderen Mitteln als Salbe, z. B. mit Lebertran zu gleichen Teilen bei krustigen Ausschlägen, mit grüner Seife und Spiritus zu gleichen Teilen bei schuppigen Ausschlägen, mit Schwefelblumen (je 15 Gr. W. und 50 Gr. grüne Seife) zur Einreibung bei Krätze. In leichteren Fällen der genannten Krankheiten wendet man auch Waschungen mit Teerseife an. Letztere besteht aus 1 Teil Teer und 7 Teilen venetianischer Seife.

**Teufel's Klebro-Binde.** Es ist dies eine klebende, elastisch-poröse Rollbinde von nahezu unbegrenzter Verwendbarkeit, welche in keinem Hause fehlen sollte. Sie ermöglicht auch dem Laien das rasche und fachgemäße Anlegen eines Verbandes, da sie kein kunstvolles Wickeln erfordert, sondern einfach, eine Tour die andere ein Drittel bis zur Hälfte deckend, um den zu verbindenden Körperteil gelegt wird. Infolge ihrer Schmiegsamkeit legt sie sich auch konischen Körperteilen und Gelenken gut an. Die Klebrobinde enthält keinerlei Reizstoffe und kann deshalb nötigenfalls wochenlang liegen, ohne unangenehme Empfindungen zu verursachen; trotz ihrer guten Klebkraft verfilzt sie sich nicht mit den Körperhaaren. Die Absonderung etwaiger Wundsekrete wird durch die Klebrobinde infolge ihrer Porosität nicht gehindert und da die Klebmasse sich weder in kaltem noch in ziemlich warmem Wasser auflöst, kann der betreffende Körperteil mit liegendem Verbande gewaschen und gebadet werden. Die Klebrobinde eignet sich also so ziemlich für alle Verletzungen; nachstehend einige Fingerzeige für besonders häufige Fälle:

Schnitt-, Hieb- und Stichwunden werden, nachdem die Blutung gestillt ist, einfach mit Klebrobinde umwickelt; ist die Wunde größer, so legt man vorher eine aus dem Anfangsteil der Binde zusammengelegte Kompresse auf, um ein Weiterbluten zu verhüten.

Aderknoten (Krampfadern) und Geschwüre erhalten einen Dauerverband von Klebrobinde.

Bei Knochenbrüchen wird mit Klebrobinde unter Zuhilfenahme des gerade zur Hand befindlichen Versteifungsmaterials (Pappdeckel, Holzstücke, Spazierstöcke ec.) ein Notverband zur Fixierung des verletzten Knochens in seiner natürlichen Lage angelegt; den endgültigen Verband nimmt der Arzt vor.

Ferner gelangt die Klebrobinde zur Anwendung bei Verrenkungen, Verstauchungen, Gelenkergüssen, Fußgeschwulst, Nabelbrüchen, Hautkrankheiten u. s. w.

Die Klebrobinde wird hergestellt von der Fabrik chirurg. und orthopäd. Artikel Wilh. Jul. Teufel, Stuttgart, in Breiten von 1½–10 cm und 4 m lang in Pergamentpackung, sowie 1½–2½ cm breit, 2 m lang in Blechdosen. Es empfiehlt sich, eine der größeren Breiten zu wählen, da man aus dieser bei der Verwendung beliebig entsprechend schmale Streifen der Länge nach reißen kann. Die Klebrobinde ist in allen einschlägigen Geschäften zu haben.

**Tormentill, Fingerkraut, Blutwurz, Ruhrwurz** wächst auf feuchten Wiesen, Triften und auf grasreichen Lichtungen in Laubwäldern. Die Wurzel der genannten Pflanze enthält Pflanzenstärke, Bitter- und Gerbstoffe. Sie wirkt zusammenziehend und findet Anwendung bei Durchfall, Ruhr, inneren Blutungen und Schleimflüssen, auch bei Wechselfieber. Man gebraucht die Tormentillwurzel als Pulver (täglich 2x ½–1½ Gr.) als Abkochung oder als Tee. Letzterer wird aus der zerschnittenen Wurzel und dem Pulver bereitet und nur eßlöffelweise genommen. Die Abkochung der Tormentillwurzel ist auch als Gurgel- und Ausspülwasser bei gelockertem und schwammigem Zahnfleisch zu empfehlen.

**Vitriolisierter Weinstein** wirkt abführend. Er ist ein gutes Mittel gegen Kolik und Magenkrampf. Man gibt ihn fein zerrieben und in Dosen von 1 ½ Gr. Eine Mischung von 2 Teilen vitriolisiertem Weinsteinpulver und 1 Teil pulverisierter Aronswurzel ist ein gutes Mittel bei träger Verdauung, Magenverschleimung und bei kalten Fiebern.

**Wacholderbeeren** wirken reinigend, harn- und schweißtreibend, befördern die Verdauung und beseitigen Blähungen. Man macht deshalb von ihnen Gebrauch bei Störungen in den Verdauungsorganen, bei gehemmter Menstruation, bei Wassersucht, bei Gelbsucht und Gallensteinen, bei chronischen Nieren- und Blasenleiden. Man wendet gegen die genannten Leiden Wacholderbeertee, Wacholdermus oder Wacholdertinktur an. Zum Teeaufguß nimmt man auf 15 Gr. zerquetschte Beeren 200 Gr. W., vermischt den Tee mit Honig und trinkt davon täglich einige Tassen. Von dem Wacholdermus gibt man täglich 3x15 Gr., von der Tinktur 3x täglich 1 Gr.

**Walnußblätter** und **Walnußschalen** enthalten neben anderem bedeutende Quantitäten an Gerbsäure und Bitterstoff. Sie wirken zusammenziehend und gleichzeitig auflösend. Man gibt sie vorzugsweise als Teeaufguß innerlich gegen Skrofeln und benutzt sie als Abkochung äußerlich zu Waschungen bei Skrofeln, Knochen- und Hautkrankheiten.

**Wasser, kaltes.** Die Zeiten, wo noch über den Wert des kalten Wassers bei der Behandlung von Krankheiten gestritten wurde, sind glücklicherweise vorüber. Auch die eingefleischtesten Gegner haben sich endlich dazu bequemen müssen, den Wert des kalten Wassers anzuerkennen, und es gibt heute kaum noch eine Krankheit, gegen welche nicht in irgend einer Form kaltes Wasser zur Anwendung gebracht werden könnte.

Wir stimmen durchaus Hufeland zu, wenn er sagt: „Im kalten Wasser liegt unstreitig eine wunderbar belebende Kraft.“ Das Wasser hat nicht nur reinigende, sondern auch erfrischende und heilende Kraft. Das, was die unvernünftigen Tiere in ihrem dunklen Drange instinktiv ahnten, erkannten und benutzten, das hat der vernunftbegabte Mensch sich erst im Zeitalter der Aufklärung zu eigen gemacht. Fr. Hoffmann sagt: „Das kalte Wasser ist das gesündeste Getränk.“ Diejenigen, welche sich hitziger Getränke bedienen, sind vielen Krankheiten unterworfen, hauptsächlich dem Schlagfluß, der Lähmung, dem Steckfluß, der Schwindsucht, Wassersucht, Gicht, den Hämmorhoiden, pp. Diejenigen aber, welche kaltes Wasser trinken, sind solchen Krankheitszufällen nur selten unterworfen, haben gesunden Leib, freundliches Gemüt, guten Appetit und schöne Zähne.

Agathinus sagt: Diejenigen, welche recht gesund sein und es bleiben wollen, müssen sich oft kalten Bädern bedienen; denn ich kann es kaum mit Worten aussprechen, welchen großen Nutzen sie gewähren. Diejenigen Personen, welche kalt baden, haben selbst im hohen Alter kaltes und derbes Fleisch, lebhafte Gesichtsfarbe, Tätigkeit und Stärke, guten Appetit und ungestörte Verdauung; mit einem Worte, alle ihre Verrichtungen gehen gut von statten."

Um die Wasserkuren zweckmäßig zu gebrauchen, trinke man des Morgens ein Glas vor dem Kaffee, nach dem Kaffee wieder ein Glas, Abends zwei Glas, und steige damit so, daß man täglich mehrere Maß trinkt; zugleich aber wasche man den ganzen Körper mit kaltem Wasser. Will man gewisse körperliche Leiden vertreiben, so muß man Umschläge mit kaltem Wasser machen, nämlich ein mit kaltem Wasser angefeuchtetes Handtuch um den ganzen Leib schlagen und dieses ein bis zwei Stunden umbehalten.

**Vom Nutzen des kalten Wassers durch das Baden und Trinken desselben.** Das Wasser, welches man unter die Elemente, das heißt die Urstoffe der Natur, zählt, ist und bleibt das gesündeste, den Menschen und Tieren von der Natur angewiesene Getränk.

Es erhält die Gesundheit, beugt Krankheiten und Unpäßlichkeiten bei einem regelmäßigen Genusse und bei Befolgung einer vernunftgemäßen Lebensordnung vor und wirkt bei verschiedenen Leiden auf die Verbesserung der Säfte, besonders dann, wenn es frisch und rein ist. Es stärkt und belebt die Haut, befördert regelmäßige Ausdünstung, löst die zähen und dicken Stoffe auf, macht das Blut rein und verhindert, daß dicke und zähe Stoffe jene Stockungen und Schärfen in dem Körper erzeugen, welche die vorzüglichsten Veranlassungen zu Krankheiten sind.

Vorzüglich aber wirkt es wohltätig auf die Verdauungswerkzeuge. Also noch einmal: das eigentliche, wahre, einzige Getränk ist das Wasser. Die größten und stärksten Menschen, sagt Fabricius, trinken nur Wasser, und wir sehen, daß diejenigen Menschen, die sich an den fortwährenden Genuß des Wasser gewöhnt haben, stärker und gesünder sind, als solche, die andere Getränke genießen. Wassertrinker haben in der Regel, da das Wasser die Säfte reinigt und alle Aussonderung, namentlich auch die Hautausdünstung unterhält, ein volleres, gesünderes aussehen, eine reine Haut, und schöne, weiße, reine Zähne. Sie sind in allen Verrichtungen geschickter, lebhafter und munterer, als solche, die Bier und Wein zu ihrem täglichen Getränke gemacht haben und sich dadurch das Blut erhitzen und den Kopf benebeln. Gewöhnlich erzeugt das Wassertrinken einen vortrefflichen Appetit und befördert die Verdauung, indem es den Magen und die Gedärme reinigt und wesentlich zur Verarbeitung der Speisen beiträgt.

Der tägliche Genuß des frischen Wassers schützt uns gegen eine große Menge Krankheiten. Besonders aber wird er allen denen zu empfehlen sein, die eine Neigung zu Unterleibskrankheiten aller Art, zur Hypochondrie, zu Stockungen und Wallungen des Blutes, zu Blutungen, zu Gicht, zu Hautkrankheiten ec. haben. Indem es nämlich die Zirkulation des Blutes leichter und freier macht, setzt es unsern Körper in den Stand, teils den auf ihn einwirkenden Schädlichkeiten zu begegnen, teils die Folgen derselben abzuleiten und unschädlich zu machen.

Noch haben wir anzugeben, wie das Wasser zum Trinken beschaffen sein muß. Es muß, um ganz kurz zu sein, frisch sein und Kohlensäure enthalten, diese ist das Belebende des frischen Wasser, diese ist der Wassergeist. Das Trinkwasser muß so oft als möglich frisch vom Brunnen weggeholt werden, und aufbewahren kann man es in einer irdenen verkorkten Flasche.

Wir sprechen jetzt noch von dem äußerlichen Gebrauche des Wassers, zur Unterstützung des innern, sowie von den dazu erforderlichen Geräten.

*Waschungen*. Hierzu genügt ein Gefäß Wasser, aus welchem man mit den flachen Händen alle Teile des Körpers, und namentlich des

Rückens wäscht resp. einreibt. Statt der Hände kann man sich eines Badeschwammes oder eines wollenen Lappens bedienen. Die beste Zeit zu den Waschungen sind die Morgenstunden, einige Stunden nach dem Aufsteigen aus dem Bette. Vor dem Schlafengehen kann man ebenfalls eine Waschung vornehmen. Durch das Reiben werden die Wirkungen des Waschens noch erhöht. Eine darauf folgende Bewegung im Freien ist ganz an ihrem Platze.

Wer sich zu erheben außer Stande ist, kann im Bett über den ganzen Körper mit einem feuchten Handtuche oder Schwamm bestrichen werden, aber wir halten das erstere für besser, weil es das Wasser behält, ohne zu tropfen. Man beginne mit Kopf und Gesicht und wasche die Haarwurzeln möglichst gut. Dann gehe man zu den Armen über und reibe jeden Teil kräftig; dann den Körper hinten und vorn und zuletzt die unteren Glieder. Jedesmal nehme man frisches Wasser und drücke das Handtuch oder den Schwamm aus. Wenn der Patient frostig ist, kann zuerst warmes Wasser genommen werden; ist er aber warm oder gar fieberhaft oder im Schweiß, wird kühles oder kaltes Wasser am erfrischendsten sein.

Das Handtuchbad ist eine Badeart, die sich überall anwenden läßt, wo man nur einen Eimer Wasser und zwei Handtücher erlangen kann. Man lege ein Handtuch zuerst der Länge und dann der Breite nach zusammen, so daß man es vierfach hat. So tauche man es in Wasser. Hat man eine Wanne zum Darinstehen, so kann man das Handtuch mit all dem Wasser gebrauchen, das es zu fassen imstande ist; wenn nicht, so drücke man es aus, damit der Fußboden nicht zu sehr befeuchtet wird. Man wasche Gesicht und Kopf, soviel man davon erreichen kann, und die beiden Arme; dann nehme man mehr Wasser und wasche den Körper vorne und so weit hinten, als man reichen kann; ebenso die Lenden. Dann lege man das Handtuch nur der Länge nach zusammen, befeuchte den mittleren Teil, fasse es bei den Enden, lege es über den Nacken und säge damit den Rücken hinab; dann lege man es wieder vierfach zusammen, wiederhole am Vorderkörper dieselbe Manipulation und mache mit den Beinen und Füßen den Beschluß. Nun trockne man sich ab und reibe munter mit einem oder mehreren trockenen Handtüchern – je rauher, desto besser –

über den ganzen Körper.

Das tropfende Laken ist wie das Handtuchbad, kann aber länger fortgesetzt werden und erfordert einen Beistand. Es ist ein gutes Bad für Fieber und kann dem Heißluft- oder Dampfbade folgen. Ein grobes Leinentuch wird in kaltes Wasser getaucht und über den in einem niedrigen Fasse stehenden Patienten geworfen, so daß es ihn wie ein Mantel bedeckt. Mit einem Teile des Lakens wäscht sich der Patient Gesicht und Brust, während der Gehilfe ihn mit dem Laken ein bis drei Minuten lang reibt und trockene Handtücher darauf folgen läßt.

Man verbanne alle Furcht vor kaltem Wasser. Man kann sich wohl durch einen kalten Luftzug erkälten, niemals aber durch einen Trunk kalten Wassers oder durch ein Bad irgend welcher Art.

Die kalten Waschungen passen für jedermann, selbst für Kinder und Greise, für schwächliche, reizbare Individuen, für Brustkranke, bei welchen die Leiden nicht zu sehr fortgeschritten sind.

*Halbbäder* nennt man die Bäder, wo die gewöhnlichen Badewannen zum Drittel oder zur Hälfte mit Wasser angefüllt sind. Sie machen eine Vorbereitung für die Vollbäder aus. Sie müssen gewöhnlich eine höhere Temperatur besitzen. Die Dauer ist verschieden, von fünf Minuten an bis zu einer Stunde. Sie nützen bei sehr hartnäckigen chronischen Krankheiten. Noch machen wir darauf aufmerksam, daß sie nicht mit vollem Magen genommen werden dürfen.

*Vollbäder.* Dazu braucht man große und tiefe Behälter, wo die Bewegung frei und kräftig vor sich gehen kann. Vor dem Einsteigen in das Bad muß der Kopf mit kaltem Wasser gewaschen werden. Das Verweilen im Bade sei eine halbe bis ganze Minute. Bewegung nach dem Bade, wo möglich in freier Luft, ist eine Hauptbedingung. Sie werden da angewandt, wo eine höhere Reaktion, Belebung oder Erschütterung des Nervensystems bewirkt werden soll. Zu vermeiden sind sie bei Kongestionen, Entzündungen, bei Brustleiden ohne Unterschied.

*Tauchbäder* sind in einer großen Wanne vorzunehmen. Die Wirkung ist reizend und erschütternd. Eine, bis höchstens fünf Eintauchungen reichen hin.

*Flußbäder.* Von ihnen macht man bei der mittleren Tageszeit Gebrauch, wo die Sonne das Wasser bedeutend erwärmt hat. Die Wirkung ist eine mäßig kühlende, das Haut- und Nervensystem gelind erregende. Für das Verweilen im Bade reicht eine Viertelstunde hin.

*Wellenbäder* sind ergreifender als die vorigen. Sie sind ebenfalls Flußbäder, jedoch mit der Vorrichtung, daß ein starker Wellenschlag erzeugt wird, so daß der Wasserstrahl oder Strom in sehr breiter Fläche den ganzen Körper, oder besser einen Teil nach dem andern ununterbrochen trifft. Die Wirkung sei fünf, höchstens zehn Minuten. Die geeignetste Zeit ist von 10 Uhr morgens bis 5 Uhr nachmittags, und zwar in den Monaten Mai, Juni, Juli, August.

*Donchebäder* oder *Spritzbäder*. Man läßt das Wasser durch künstliche Vorrichtungen durch eine bald engere, bald weitere Röhre aus einer gewissen Entfernung auf den leidenden Teil bringen. Mit je mehr Kraft des Wasser auf den Körper geleitet wird und je stärker der Wasserstrahl ist, um so größer ist die Wirkung und Erschütterung. Man darf sie nicht länger als höchstens eine Viertelstunde lang anwenden und muß oft die Stelle verändern.

*Plongier-* oder *Sturzbäder* sind von den vorigen nur darin unterschieden, daß man auf einmal eine große Quantität gleich einem Platzregen herabströmen läßt oder die Kranken in kaltes Wasser stürzt oder eintaucht.

*Regen-* oder *Schauerbäder* sind solche Bäder, bei denen durch ein Sieb oder eine Gießkanne viele Tropfen auf einmal zugleich einem sanften Regen auf einzelne Teile oder auf die ganze Oberfläche des Körpers gebracht werden.

*Tropfbäder*. Man läßt einzelne Tropfen Wasser von einer gewissen Höhe herab auf die leidenden Teile fallen, z. B. auf die Stelle des Körpers, wo man die Haare zuvor abgeschnitten hat.

*Bidet-* oder *Sitzbäder.* dazu gehören 50–60 cm hohe Bänkchen, in denen in der Mitte eine blecherne Wanne, die nach hinten zu breit und rund, nach vorn aber schmal zuläuft, angebracht ist, so daß die Personen bequem darauf sitzen oder reiten können.

*Fuß-* und *Armbäder* dienen als ableitende Mittel und werden noch häufig mit reizenden Stoffen angeschwängert, als Kochsalz, Asche, Senfpulver ec.

Noch wollen wir von den Umschlägen sprechen, welche durch die Grafenberger Heilmethode ein Gegenstand der Wasserheilkunst geworden ist. Durch die örtlichen Umschläge kann man zwei Wirkungen hervorbringen, eine kühlende und eine erwärmende. Die Umschläge müssen, will man Kühlung bewirken, in der dem entzündeten Teile entsprechenden Größe sechs- bis achtfach über einander liegen, in ganz kaltes Wasser getaucht, ein wenig ausgedrückt und nach Erfordernis der Entzündung alle vier bis zehn Minuten erneuert werden. Man versäume den Wechsel nicht, denn sonst kann man tötliche Zufälle veranlassen. – Die erwärmenden Umschläge mit kaltem Wasser werden aus zwei-, höchstens dreifach über einander gelegten Leinwandtüchern bereitet, nur müssen sie gut ausgerungen sein und dürfen nicht früher gewechselt werden, als bis sie zu trocknen anfangen. Sie dienen zur Zerteilung von Anschwellungen und Verhärtungen, gegen verschiedene Leiden des Unterleibs, Verdauungsbeschwerden, Leberleiden.

*Die feuchte Einpackung* (Umschläge um den halben oder ganzen Körper) ist ein unschätzbares Heilmittel. Sie beansprucht zwar Zeit und Mühe, wiegt aber auch alle Kosten auf. Seit ihrer Erfindung hat sie in jedem Teil der Welt Wunder bewirkt. Ihr kommt nichts gleich und nichts verdient mehr den Namen eines Universalheilmittels. Fieber jeder Art, Entzündungen und konstitutionelle Krankheiten müssen ihrem Zauber weichen. – Ueber eine Matratze breite man zwei oder drei Wolldecken, winde ein naßkaltes Laken so aus, daß es naß bleibt, aber nicht tropft, und lege es darüber. Den Patienten lasse man mit dem Rücken auf die Mittellinie des Lakens sich legen und schlage dies schnell um ihn, und zwar zuerst eine Seite und dann die andere, vom Halse, einschließlich der Arme, bis zu den Füßen; aber so schnell und fest wickle man auf gleiche Weise jede Decke um ihn, bis sein ganzer Körper wie eine Mumie eingehüllt daliegt. Ueber alles lege man dann noch eine Steppdecke, eine Friesdecke oder eine ähnliche undurchdringliche Bedeckung. Pferdedecken sind zu porös und Mackintosh zu dicht. Der Kopf muß bequem auf einem Kissen ruhen. Wenn die Füße kalt bleiben, kann eine Flasche an sie gelegt werden. Bei geringer Reaktionskraft braucht das feuchte Laken nur bis zu den Knöcheln oder Knieen zu reichen. In einem solchen Falle kann auch eine Halbpackung mit einem kleinen Laken oder einem großen Handtuche gegeben werden und von den Achselhöhlen bis zu den Lenden sich erstrecken. Die erste Wirkung ist natürlich ein Schauer – die Berührung mit der naßkalten Leinwand – dauert jedoch nur einen Augenblick. Die nächste Wirkung ist eine ungemein angenehme und die Erleichterung von Schmerz und Reizung besser als durch irgend eine schmerzstillende Arznei. Dann kommt der Schlaf. Patienten, welche seit Tagen und Nächten nicht geschlafen haben, fallen in einen erquickenden Schlummer. Die Tätigkeit der Haut steigert sich allmählich, bis sich der ganze Körper in Glut befindet. In einer halben bis anderthalb Stunden tritt in den meisten Fällen reichlicher Schweiß ein. Diesen kann man fünfzehn Minuten fortdauern lassen; dann wird der Patient herausgenommen und ihm eine gute Abwaschung mit kaltem Wasser – Schwamm, Handtuch, das tropfende Laken –verabreicht und darauf der Körper mit trockenen Handtüchern gut abgerieben. Das mit Krankheitsstoff angefüllte Laken muß nach jeder Operation gut gewaschen und die Wolldecken gründlich gelüftet werden. – Die feuchte Einpackung kann dem jüngsten Kinde verabreicht werden, nur müssen natürlich Laken und Wolldecken im gehörigen Verhältnis sein. Sie wird sich bei allen Kinderkrankheiten dienstlich erweisen und die kleinen Patienten das Zahnen, die Masern, das Scharlachfieber, den Keuchhusten, kurz jede heilbare Krankheit, glücklich überstehen lassen.

**Weinsteinsalz.** Zur Entfernung des Wurmschleims und selbst zur Beseitigung der Würmer kann man des Morgens 10–20 Tropfen vom zerflossenen Weinsteinsalz nehmen, indem man etwas Kamillentee nachtrinkt. – Auch nützt es hin und wieder bei Magenkrampf. – Aeußerlich benutzt man es als auflösendes, sowie als zerteilendes Mittel, bei Geschwülsten, Steifheit der Gelenke, bei Milchknoten der Wöchnerinnen.

**Weinsteinsäure** oder Weinsäure. Dieselbe besteht aus kleinen weißlichen Krystallen; sie gibt messerspitzenweise in einem Glase Wasser aufgelöst, mit oder ohne Zucker, ein vorzügliches, angenehmes, säuerliches Getränk bei Fieber. Mit doppeltkohlensaurem Natron und Wasser gemischt (1/2 Glas Wasser, ½ Kaffeelöffel Weinsteinsäure und 1 Kaffeelöffel doppeltkohlensaures Natron) gibt sie das bekannte Brausepulver.

**Weintrauben** wirken ebenso wie anderes Obst gelind auflösend und kühlend. Sie befördern die Verdauung und die Harnabsonderung und beschleunigen den Stoffwechsel. Man wendet deshalb Traubenkuren an bei Personen, die an Darmaffektionen, Stockungen im Unterleibe, Hämorrhoiden, Leberschwellungen und Gelbsucht leiden. Die Kur wird in der Weise ausgeübt, daß man anfangs bei dreimaligen Gebrauch etwa ½ Kilo Beeren ohne Hülsen und Kerne genießt und das Quantum täglich um etwas vermehrt, bis man die Höhe von 4 Kilo pro Tag erreicht hat. Nach dem Traubenessen spüle man den Mund mit einer schwachen Natronlösung aus. Am zweckmäßigsten wird eine Traubenkur an Ort und Stelle ausübt, wo gute Weine wachsen, z. B. Bingen, Dürkheim, St. Goar u. a.

**Wermut** oder **Absinth** ist reich an ätherischem Oel und Bitterstoff und gehört zu den vorzüglichen Magenmitteln. Man wendet den Wermut bei Verdauungsstörungen, gegen Gelbsucht und Würmer an. Gebräuchlich sind die grungrauen Blätter und die gelblichen Blütenköpfe. Man gibt dieselben im Aufguß, 5–15 Gr. auf ¼ Liter Wasser. Bequemer ist die Verabreichung von Wermuttinktur, 4x täglich 15–20 Tropfen, welche in sämtlichen Apotheken erhältlich ist. Der Wermut dient weiter zur Herstellung von Wermutbitter, Wermutlikör, Wermutwein und den bekannten Hoffmannstropfen, die alle ebenfalls bei genannten Krankheiten gute Dienste leisten.

**Wollkraut** oder **Königskerze** wächst meist truppenweise auf Schutthalden und steinigen Ufern. Die Blütenblätter (ohne Kelch) haben einhüllende, reizmildernde und schweißtreibende Wirkung. Man wendet sie als Tee an gegen chronische Katarrhe und Verschleimungen der Brustorgane, und als Gurgelwasser mit schwarzen Malvenblüten vermischt bei Entzündungen in der Mundhöhle.

**Wurmsamen** oder **Zittwersamen** wirkt stark abführend und damit auch wurmtreibend. Als wirksamer Bestandteil des genannten Mittels ist das Santonin anzusehen, weshalb man dieses am besten rein verwendet. Den Zittwersamen gibt man in Pulverform, 2 bis 3x täglich 1–2 Gr., in Honig, Sirup oder Oblaten. Am meisten findet er Verwendung gegen Spulwürmer, doch hat er sich bei Personen von zarter Körperkonstitution auch schon wirksam gegen den Bandwurm erwiesen. Der überzuckerte Wurmsamen ist fast ebenso wirksam und wird von Kindern lieber genommen.

**Zahnpulver.** Man mische 30 Gr. fein gestoßencs gereinigtes Weinsteinsalz, 15 Gr. gepulverte Violenwurzel, je 30 Gr. Myrrhen und geriebenes Drachenblut und 40 Tropfen Gewürznelkenöl.

Ein gutes Zahnpulver ist ferner folgendes: 30 Gr. präparierte Kreide, 6 Gr. medizinische Seife, 5 Gr. Kalmuswurzel und 10 Tropfen Pfefferminzöl; endlich 20 Gr. gepulverte Kohle, 10 Gr. Kalmuswurzel, 5 Gr. rote Chinarinde und 2 Gr. Myrrhenpulver.

Säuretilgend und fäulniswidrig wirken gleichzeitig pulverisierte Austernschalen, kohlensaure Magnesia oder gepulverte Holzkohle, vom Publikum meist unter dem Namen „Lindenkohle“ in den Apotheken gefordert. Um dem Zahnpulver einen angenehmen Geschmack oder Geruch zu verleihen, setze man demselben einige Tropfen Bergamott-, Pfefferminz- oder anderes ätherisches Oel zu.

**Zichorie, wildwachsende.** Blätter, Blüten und Wurzeln dieser Pflanze sind außerordentlich heilkräftig. Sie haben reinigende Wirkung, befördern die Verdauung, erregen die Eßlust und beseitigen die überschüssige Galle. Die Zichorie wird als Tee oder als Tinktur gegeben gegen Verdauungsschwäche, Gelbsucht, Hysterie und Hypochondrie. Kräuterkissen aus abgebrühtem Zichorienkraut und warm angewandt sind ein vorzügliches schmerzstillendes Mittel bei Magenschmerzen und äußerlichen Entzündungen.

**Zimmttinktur,** zu 10–30 Tropfen genommen, ist bei starken Blutverlusten, z. B. nach Entbindungen und während der Menstruation ein viel gebräuchliches Mittel.

**Zinksalbe,** aus 1 Teil Zinkoxyd und 9 Teilen Rosensalbe bestehend, wird sehr häufig als Einreibung bei Hautausschlägen und Augenlidentzündung angewandt.

**Zitrone.** Zur Verwendung kommen die Schalen und der Saft. Erstere enthalten viel Bitterstoff und ätherisches Oel und haben magenstärkende Wirkung. Man macht von ihnen als Pulver oder als Aufguß Gebrauch und nimmt zu letzterem 10 Gr. Schalen auf 200 Gr. Wasser. Den Zitronensaft gibt man für sich allein oder als Limonade bei entzündlichen Krankheiten, gegen Mundfäule, Erbrechen, Gelbsucht und Wechselfieber. Aeußerlich tröpfelt man den Saft in die Wunden oder appliziert ihn mittelst Charpie, oder man benutzt ihn, mit Wasser verdünnt, zu Einspritzungen. In einfacherer Weise hilft man sich durch das Auflegen von Zitronenscheiben.

**Zwiebel** wirkt reizend und erregend auf die Verdauungsorgane. In nicht zu großen Mengen genossen reinigt sie den Magen, befördert die Verdauung und vertreibt Blähungen. Zwiebelsaft mit Honig oder Milch wendet man innerlich an gegen Lungenverschleimungen, Wassersucht, Harnverhaltung und Würmer. Aeußerlich angewandt sind zerschnittene Zwiebeln, roh oder in Asche gebraten, ein vorzügliches Mittel, Geschwüre schnell zur Reife zu bringen. Der in die Ohren geträufelte Zwiebelsaft beseitigt Ohrenschmerzen, Ohrensausen und Ohrenreißen, auch erweist sich derselbe sehr wirksam als Klistierzusatz gegen Madenwürmer.

# Weitere Hufeland-Bücher aus dem Verlag Rockstuhl:

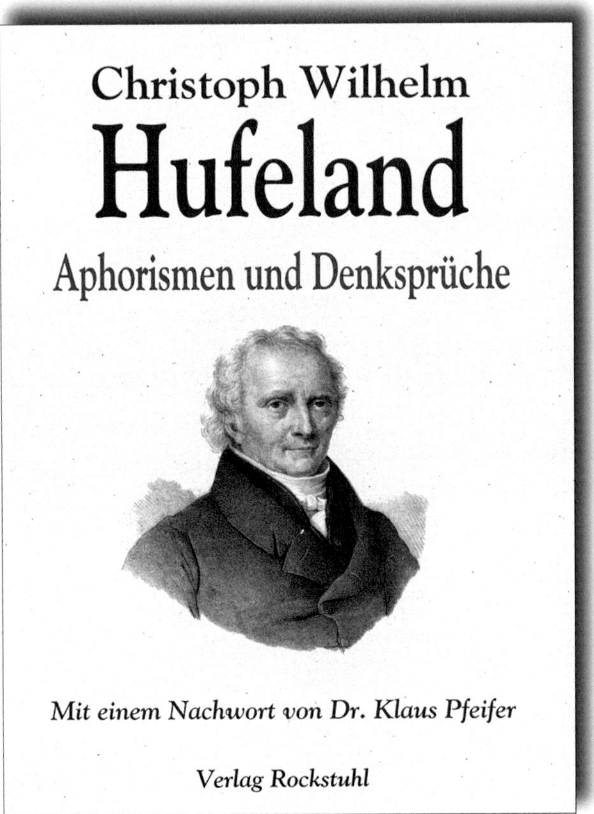


**Christoph Wilhelm Hufeland**
***Apohrismen und Denksprüche.***
Neu gesetzt und gestaltet.
Taschenbuch, Reprint, 50 Seiten

ISBN: 978-3-86777-066-8

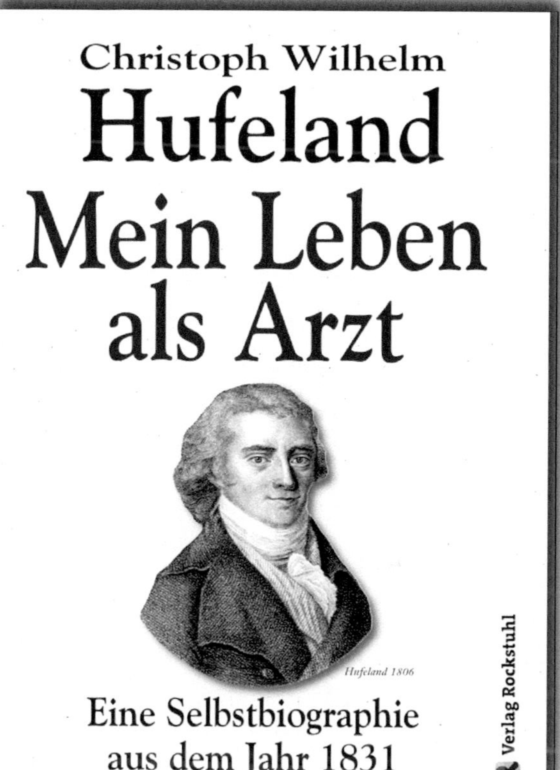


**Christoph Wilhelm Hufeland**
***Mein Leben als Arzt -Selbstbiographie.***
Neu gesetzt und gestaltet.
Taschenbuch, Reprint, 92 Seiten

ISBN: 978-3-932554-34-6

# Ein weiteres Hufeland-Buch aus dem Verlag Rockstuhl:

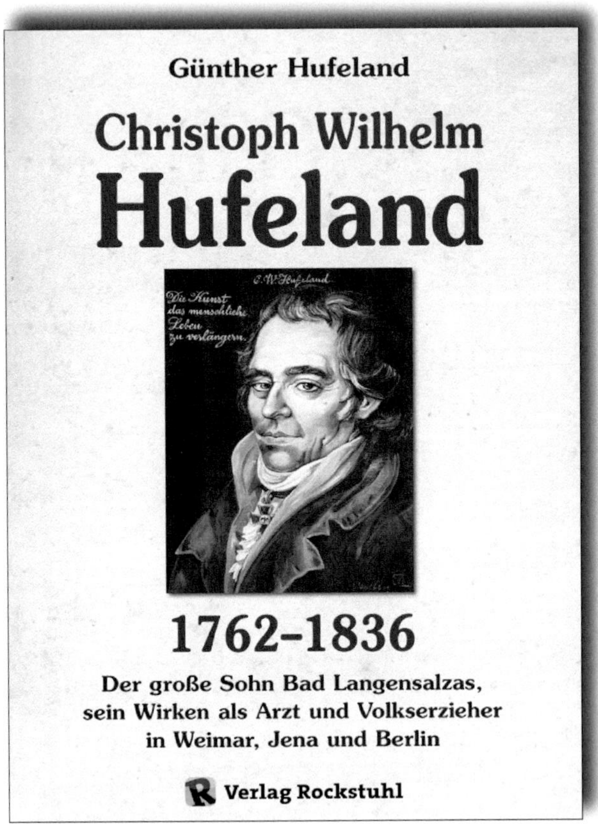


**Günther Hufeland**
***Christoph Wilhelm Hufeland***
***(1762–1836) - Eine Biographie***
Taschenbuch, 48 Seiten mit 60 Abbildungen, darunter 45 schwarz-weiße und 15 farbigen Fotos

ISBN: 978-3-936030-79-2